U0348055

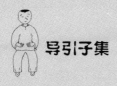

导引子集

遇见导引

丁丽玲　著

人民体育出版社

图书在版编目（CIP）数据

遇见导引 / 丁丽玲著. –北京：人民体育出版社，2020
ISBN 978-7-5009-5797-3

Ⅰ.①遇… Ⅱ.①丁… Ⅲ.①导引—通俗读物
Ⅳ.①R247.4-49

中国版本图书馆 CIP 数据核字（2020）第087306号

＊

人民体育出版社出版发行
北京新华印刷有限公司印刷
新 华 书 店 经 销
＊
880×1230 32开本 8.75印张 159千字
2021年1月第1版 2021年1月第1次印刷
印数：1—3,000册
＊
ISBN 978-7-5009-5797-3
定价：39.00元

社址：北京市东城区体育馆路8号（天坛公园东门）
电话：67151482（发行部） 邮编：100061
传真：67151483 邮购：67118491
网址：www.sportspublish.cn
（购买本社图书，如遇有缺损页可与邮购部联系）

前　言

人，在捍卫健康的一生中，恐怕只有百分之几或零点几的时间要依赖医生，而绝大多数的时候要靠我们自己；就连对付最凶猛的病毒，也无精准的对症之药，最终需要你自身的抵抗力发挥作用。

一直以来，我都希望在践行健康的路上，能遇到这样一位良师益友——风趣豁达，喜爱健身，热衷医道，知晓事理。困惑时，能指点迷津；偷懒时，能当头一棒；郁闷时，能开怀一笑。

可良师难求，不如求己，于是我创办了"导引子"。

导引，是《黄帝内经》中记载的中医祛病方法之一，亦是上工之方，它通过导气令和、引体令柔，从而舒经活络，壮其根本，使正气内存，外邪不扰。八段锦、五禽戏、易筋经等，正是历经千百年流传下来的经典导引套路。

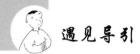

导引之术，诞生出了"导引子"微信公众号，在这块一亩三分地中，有八段锦等导引方法的练功与教学，有食疗杂方的运用与心得，当然少不了我信手拈来的漫画与幽默。

这本书源于"导引子"，将公众号里大家喜爱的图文、音视频等汇编成册，以方便使用。书中有从头到脚的导引按跷，以及药食同源的经典方剂，希望你在开卷有益的同时，亦能开怀一笑。

目 录

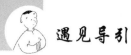

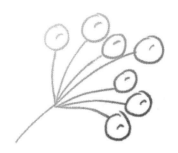

站桩
那些事

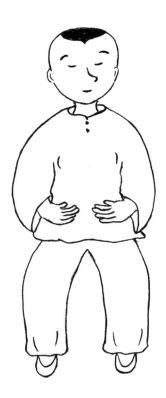

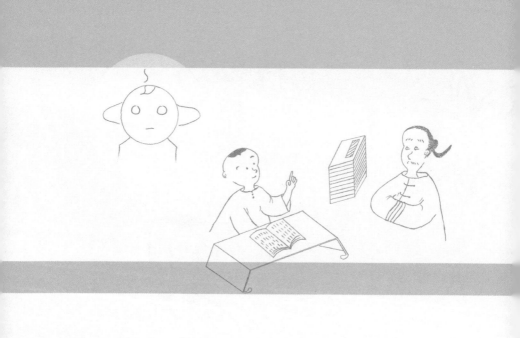
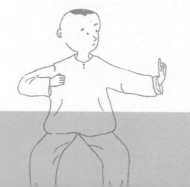

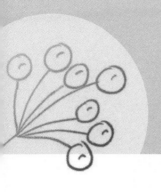
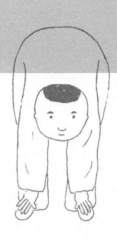
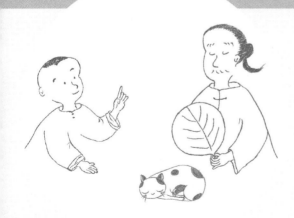

1. 站桩，滚滚红尘中，修补身体的一桶好料（Ⅰ）

未习武，先站三年桩

站桩，甭管是练武的、养生的、技击的，都对它情有独钟，仿佛没站过桩，就不敢在江湖上行走。

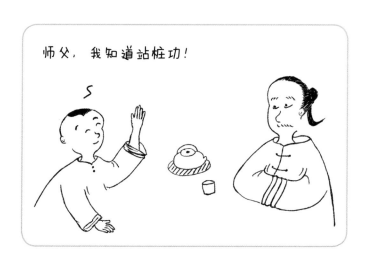

可以让小周天畅通！

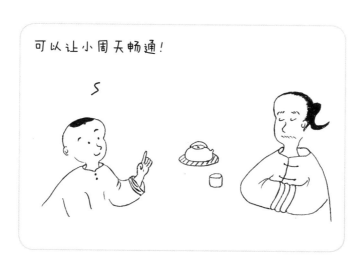

可以治疑难杂症！

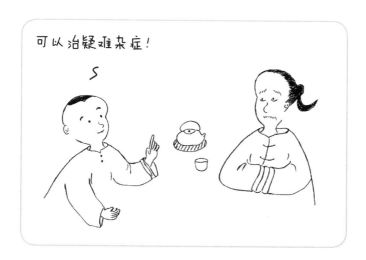

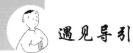

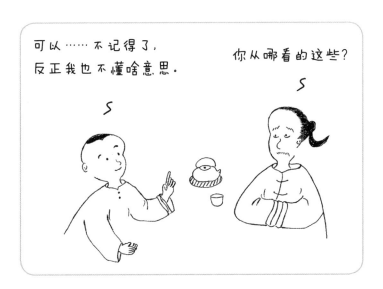

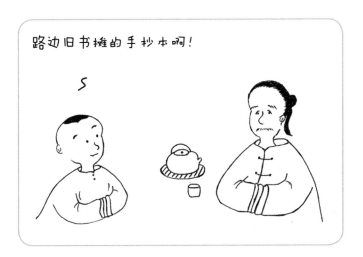

像甘草这样的娃，还不止一个。养生那些事，最怕云山雾罩，跟风瞎跑。绿豆就是绿豆，咋整也成不了金豆。那些求捷径、求仙丹的皇帝们，大多慢性中毒，早早的就没了。

亲们永远记住一个真理，大道至简，这个简约的大道，需要你下功夫去修行。花里胡哨的玄机后面，可能就是个坑，不是坑你的钱，就是坑你的人。

站桩虽好，但需要滴水穿石的功夫。

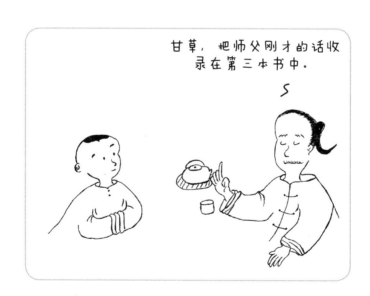

甘草，把师父刚才的话收录在第三本书中。

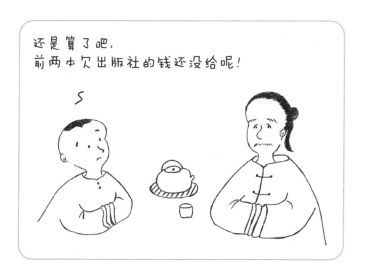

站桩，一种"静中之动"的功夫

站桩，就像一棵树桩子，表面看起来没有动静，但里面却生机勃勃。

站桩的原理就在于，用一种适度松静的生理状态，反复循环地影响神经和心理，从而使身体的内外都发生改变。

站桩虽然不是药，但是它却能调动你康复的能量。

再说得通俗一点，就像很平静的海面，里面却是波涛涌动，这种涌动只能往海里使劲儿，冲冲这个暗礁，刷刷那个丘陵，久而久之，形成了五光十色的海底世界。

这种海里涌动，便是站桩的内劲；冲刷的暗礁和丘陵，便是你身体中不适的地方。

先练筋骨皮

练站桩，得先过筋骨皮这一关。别小看站桩的姿势，新手上路，站两分钟就会腰腿发抖。

站桩是一种静力功夫，肌肉持续接受有氧和无氧的混合刺激，不断产生能量，为身体内部的变化埋下伏笔。所以，正确而又放松的姿势，是站桩入门的硬道理。

站桩的姿势虽然千姿百态，但万变不离其宗，掌握最基本的身形后，可以生出很多变化。

抱球桩

两脚开立　与肩同宽

两腿微屈　膝不过尖（脚尖）

两臂环抱　置于腹前

悬顶竖脊　放松腰身

宽胸实腹　呼吸自然

中正安舒　精神内守

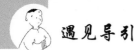 遇见导引

站桩示范

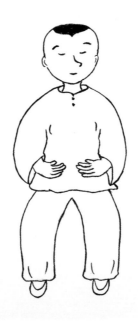

重要的事说三遍

看下面关键点，关键点，关键点

　　第一个关键点是百会虚领。百会穴在头顶两耳尖连线的中点，百会的含义是百脉经气汇聚的地方，是人体强壮穴之一。

10

站桩时，这个地方要虚灵顶劲，感觉好像在百会处吊起一根丝线，轻轻地拉起脊柱这根链条，力度适中，似悬非悬。

　　人的神韵就体现在这个"领"字上。看一个人是否自信、有精神，先看头的位置，其次才是眼神。

　　百会上领，下颌微收，是最帅气的气质，既无抬头昂首的盛气临人，也无低眉俯首的萎靡不振，神韵自现。所以，练站桩吧，可以提升气质。

　　第二个关键点是三关畅通。三关分别指命门、夹脊、玉枕。

　　这三个地方分别在人体的腰骶、后背和后脑勺，经络分布错综复杂，是气血在体内运行时最难通过的，也是人体最容易产生疼痛的地方，就像三个关卡一样，所以称为三关。

　　刚开始站桩时，最易犯的错误就是塌腰、挺胸。

　　塌腰一定伴随着撅臀，这时命门处是凹陷的（肚脐正对的后方），仿佛生命之门紧闭。挺胸时两肩胛骨往一块聚，夹脊处夹紧，气血流通受阻。下面两个关口都不通，连带着上面的玉枕关也不通。

　　开命门的关键在于松腰敛臀，腹部松沉，尾闾尖向下，这时命门处感觉像两扇微微打开的门，放松并稍稍外凸。

　　站桩时，夹脊要竖不要夹，竖脊的关键在于宽胸圆背，宽胸介于挺胸和含胸之间，就是我们在长出一口气后胸部宽松、舒畅的感觉。

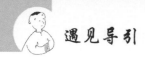

第三个关键点是脚下生根。站桩时，脚下功夫要学树根的柔韧。

脚趾要轻扣地面，重心平均分布于脚掌。前倾太重，涌泉穴受压，站久了容易头晕；后倾太过，人容易失去平衡。

关于站桩如何内壮的道理，咱们后面慢慢讲，先学身形，练练筋骨皮。

留作业啦，每天站桩5分钟，先摆摆姿势，像不像三分样，别人说你练得难看也别急，可能是真的难看。

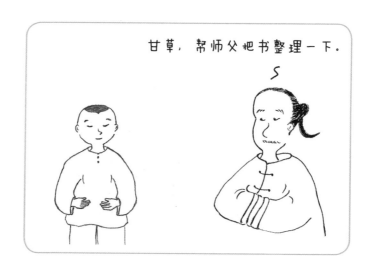

甘草，帮师父把书整理一下。

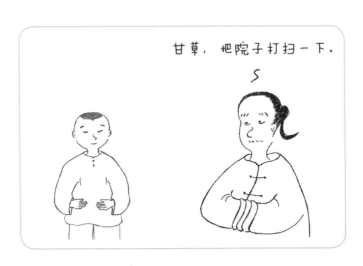

甘草，把院子打扫一下。

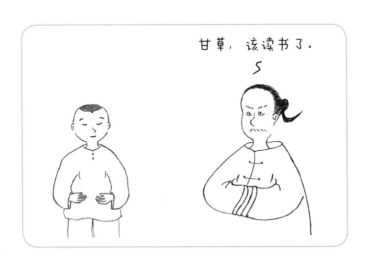

甘草，该读书了。

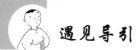

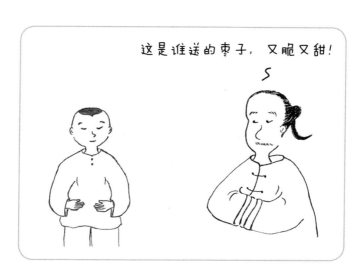

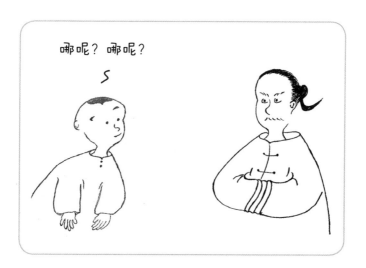

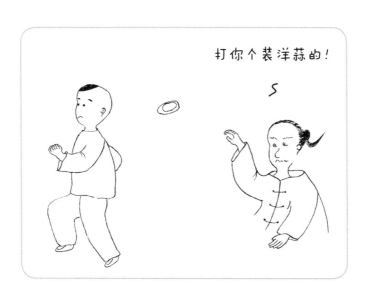

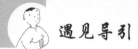

2. 站桩，滚滚红尘中，
修补身体的一桶好料（Ⅱ）

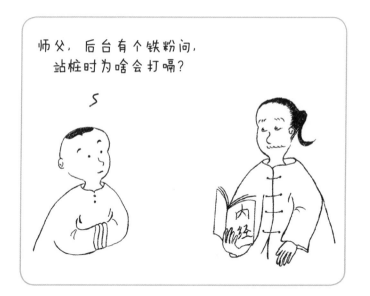

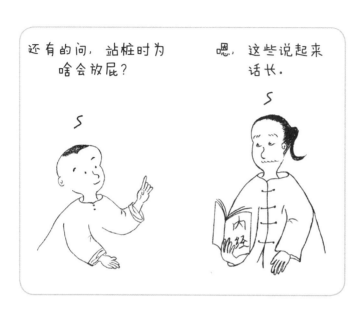

还有的问，站桩时为啥会放屁？

嗯，这些说起来话长。

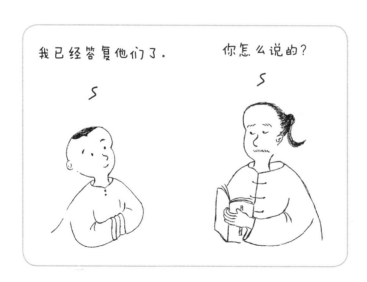

我已经答复他们了。

你怎么说的？

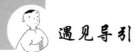

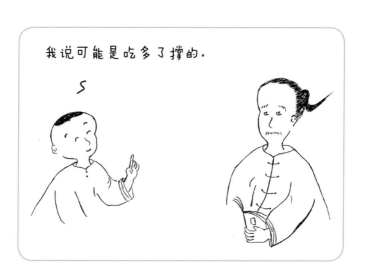

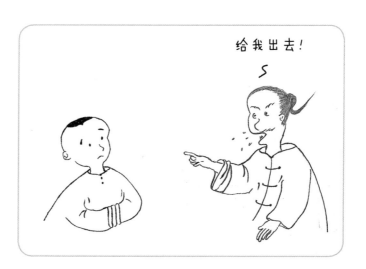

上回书和大家聊了站桩的身形，回去练了吗？

你们不说我也知道，今天来围观的，只有一小撮是好"童靴"（同学），大部分是顶着一脑袋好奇，来看看站桩是不是像少林一指禅一样神奇。

先解决站桩时打嗝、放屁的事

打嗝、放屁永远是大事。

做过腹腔手术，或伺候过病人的都知道，医生术后查房，第一句话永远问"排气了没有"，这个屁要是没放出来，后面的麻烦可就大了。

打嗝、放屁都是人体很正常的生理反应（病理的不算哈），身体代谢的废物不仅有固态的、液态的，还有气态的，废气排出来，管道更通畅。

站桩的时候打嗝、放屁可以说明两件事。第一，"童靴"很认真，站桩有效果。第二，肠胃很舒服，工作很努力。

站桩时，不是随随便便就能打嗝、放屁的，得站到一定火候，还得方法正确。

身形和心意，站桩两大梗

不管啥形式的桩，身形和心意，永远是最重要的事。

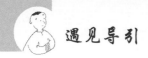

身形，说的是身体的姿势，身形上的一些细节也很重要。

首先是不要闭眼。闭眼容易失去身体平衡，可以采用目视远方或者垂帘，眼皮像门帘一样放松垂下，还能看到光线。

其次是舌尖轻触上腭。要掌握这个"触"的火候，不能用顶劲儿，舌头一硬，整个人就会紧张。舌尖轻轻触在上腭和上齿之间，柔软放松，舌下感觉津液绵绵。

最后是松于指趾。肢体末梢，手指和脚趾都要放松，全身能不能松下来，最后都能从手上看出来。所以说，行家一出手，便知有没有。

站桩时还有一件顶级重要的事，就是心意。心意是所有功夫的核心。达摩西来无一字，全凭心意用功夫。

站桩时的心意不要执念，也不要散乱。刚开始站桩时，心意在身形上，想什么呢？从头到脚，慢慢放松，最后轻轻想着小腹松沉温暖。

初学站桩时，心意主要在身形上，然后再逐渐向内，心意的变化大致要经过三个阶段。（我们后面重点讲）

关于心意，有段话要记住：不可用心守，不可无意求，用心着相，无意落空，似守非守，绵绵若存。

在身和心之间还有一架桥，就是呼吸，呼吸本无意，功到自然成。呼吸就像烛火，你不看它，它也会给你照亮；你盯着它看，反而会刺痛双眼。

不要刻意追求腹式呼吸。筋骨皮肉的僵劲卸下来，呼吸才能匀长。站桩初期，正是和筋骨皮肉较劲的时候，呼吸越自然越好。

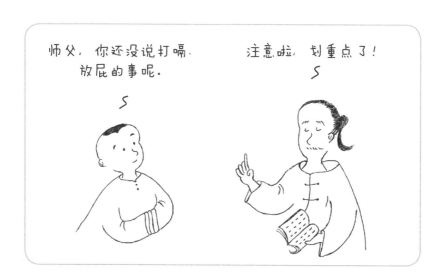

上面细节做好了，身体自然会出现打嗝、放屁。这是身体里面的脏腑得养，尤其是肠胃机能增强，排浊纳新的能力提高了。不光是放屁、打嗝，站桩到一定时候，还会出现"气达四梢"。

气达四梢是全身微循环畅通的表现。古人把舌、齿、发、甲称为四梢，即舌为肉之梢、齿为骨之梢、发为血之梢、甲为筋之梢。

气达甲梢。手指、脚趾会有发热或蚁行一样的感觉。

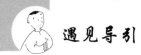

气达舌齿。站桩时，身心充分放松后，会感觉舌下和唇齿间生津，口内甘甜湿润。

气达发梢。站桩时，气血运行旺盛，到达头顶，头皮偶尔会有痒的感觉。

有上述感觉的粉们不用担心，都是非常正常的练功效果，不用理会它。站桩结束后，从头到脚辅以全身按摩、拍打或散散步即可。

站桩强身健体的故事，咱们下回书接着说。

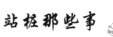

3. 站桩，滚滚红尘中，
修补身体的一桶好料（Ⅲ）

站桩第三回，不卖罐（关）子，直奔主题。

站过桩的铁粉们，还有围观看热闹的亲们，和其他体育项目比较起来，有没有觉出站桩的与众不同之处？弄懂了这个，就知道站桩健身的独特之处了。

几乎所有体育项目的意识都是向外的，心在外面。

跑步时，意识在终点、跑道和对手；打球时，意识在球、队友和对手；就连气定神敛的太极推手，意识也在对手和胜负之间。

所以，体育项目都讲究适量、适度，耗得太多，会损伤心神气力。

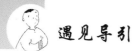

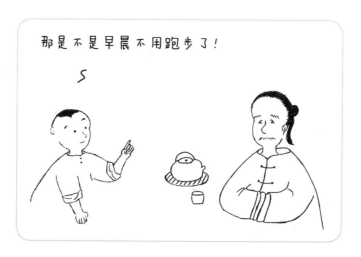

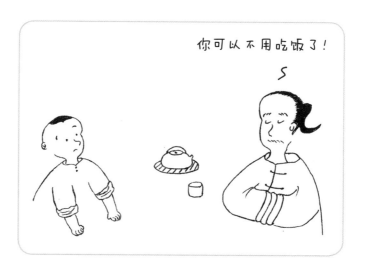

体育项目是筋骨肌肉的营养餐，由外周向圆心，通过健体，进而强壮脏腑，调节神经，不可或缺。

这种调节是大功率、耗能型的，有一大部分能量外散了，所以内在调节的精准性上弱一些。

再来看看站桩。

站桩时意识是内向的，心在里面。

站桩时的意识有三层递进变化。第一层，守形；第二层，守内；第三层，守一。

来，倒杯茶，且听我娓娓道来。

第一层，守形：站桩入门阶段，意识是散乱的，西家借你的钱，东家欠你的情，都会蹦出来。

这时候，意识放在站桩的身体外形上，先正身形，学会专心致志地体察自己的身体，跑了再收回来。

第二层，守内：这时的意识逐渐变得松静专注，杂念越来越少，由身体外形转到身体内部，若即若离地关注小腹丹田。

第三层，守一：良性意识对大脑的调节逐渐稳定，不再固守小腹丹田，若即若离地守住一种纯一不杂的状态，感受清静无为带来的和谐。

我提一口丹田气讲完上面的理儿，亲们听懂了吧。

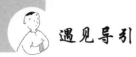

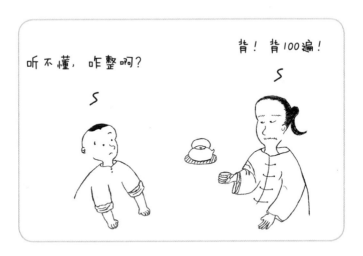

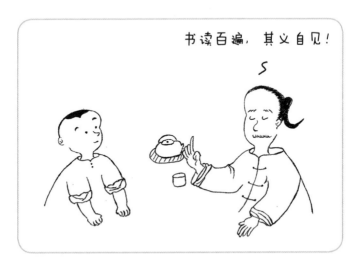

总之一句话，你所有的意识都来自大脑这个指挥部，意识的调整和改变，标志着大脑皮质功能的改变。

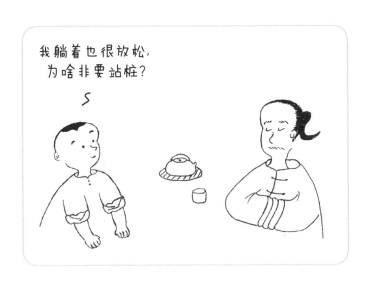

这就慢慢说到站桩的核心了。

站桩不单是要放松，而且要形成一种能量，对身体里面修修补补。

正如林书立先生在《气功养生法解析》中所说：站桩时的身形，一方面，可以使肌肉筋骨得到锻炼；另一方面，保持单一的身体姿势，让大脑皮质处于单纯的、固定的弱兴奋。

站桩时的意守，慢慢形成了一种宽松、恬静的心理状态，大脑皮质出现一定程度的弱抑制状态。

有没有搞错啊，又是兴奋，又是抑制的。

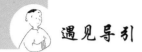

没错，就要这种平衡的状态，外界的干扰进不来，向外的消耗又少，司令部充分调动站桩时产生的能量，启动皮质修复功能。

那什么，肌肉兄弟连回流了好多气血，赶紧补给到淋巴，这段时间主人老加班，抵抗力弱得很；还有点结余，赶紧补给脾胃……

你永远不知道，你的身体里面进行着怎样的战斗！

导引和中药最不一样的地方就是，药是别人帮你开的，你只管吃下去，药力自然会发生作用，同时也会有杀敌一千、自损八百的情况；而导引，只能是你自己不断精进，不断强壮，最后形成一种自然、自律的精致健康生活。

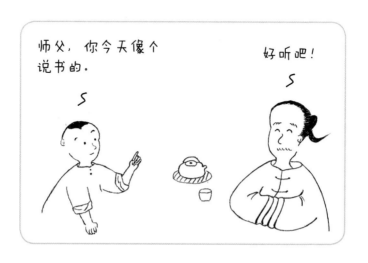

是台下往台上扔臭鸡蛋的那种。

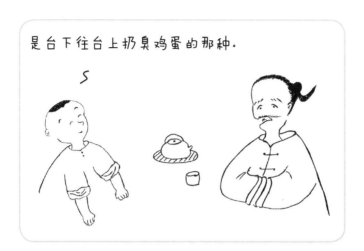

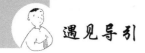

4. 站桩，滚滚红尘中，
修补身体的一桶好料（Ⅳ）

站桩练到现在，坚持不错的"童靴"们应该能站到20分钟左右了，苦尽甘来，身心舒展。

以保健为目的，站桩半小时为宜。当然，一直在旁边看热闹的亲们现在可能还是5分钟，给你加油哈，争取站到10分钟。

在这短短几十分钟的时间里，恬淡虚无，真气从之，精神内守，病安从来。

站桩要解决的，永远不是体型、瘦腿、美臀……当然，桩站得好，这些也可以是副产品啦。

站桩要解决的，是你心里面的深层东西。通过身形导引，通过吐纳微微，使心神复位，五脏皆安。

这世上最大的敌人，永远是你散乱的心神，心不宁，神不定，身不安。能够做大事的人，大多有身心归一的本事。不受外扰，你才能看到别人看不到的风景，做别人做不了的事。

修身以立业。希望站桩是这样一种途径、一种方法，把站桩获得的静能生慧、通透豁达用在生活和工作上，成就那个最为珍贵的你。

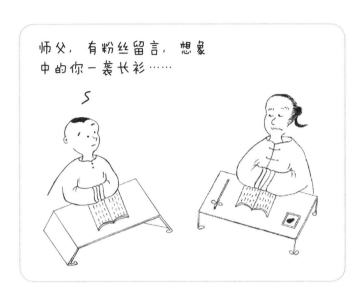

师父，有粉丝留言，想象中的你一袭长衫……

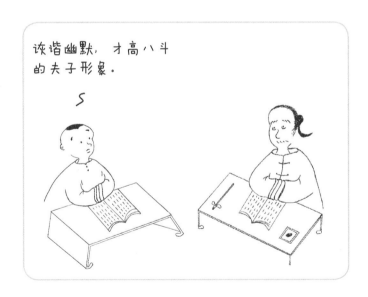

诙谐幽默，才高八斗的夫子形象。

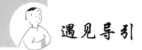

亲们，讲真，我喜欢小龙女哈，听我后面的八段锦音频就知道啦！再者，只有夫子才可以有八斗之菜（才）吗？难道小女子就不能有一小碗菜（才）吗？

来，聊今儿的重点，站桩后如何放松？

站桩后的放松，以巡经按摩为主，可以消除站桩时的紧张和不良反应，同时有助于畅通经络、濡养气血。

即便不站桩，每天静下心来，做做下面的按摩也是很好滴。

先来科普一下十二经络的巡行规律，就不一条一条地说了，说了亲们也记不住。

你就记着大致的路线：十二经络有六阴六阳，手三阴从胸走手，手三阳从手走头；足三阳从头走脚，足三阴从脚走腹。

还是记不住！没事，记住按摩的手法就行啦。

巡经按摩

（1）从手臂开始，沿阴经到阳经。右手从胸口，沿左臂内侧推摩到手掌心，再从手背沿手臂外侧推摩至胸口。

（2）在胸口换左手，按相同手法和路线推摩右臂。这样左右手交替，力度适宜，柔和缓慢。

（3）再按摩腿上经络，从阳经到阴经。两手沿两斜肋部向下推摩，经臀部，沿腿的后外侧直至脚踝。

（4）转到脚踝内侧，沿腿的内侧向上推摩，沿腹股沟直上腹部，再沿两斜肋部向下，上下交替。

（5）最后，沿着刚才手臂和腿上经络路线，轻轻拍打。

好啦，这样按摩一通，很舒服吧。站桩有意思吧，不知不觉就进入一种健康豁达的境地。

如果单独做巡经按摩，可以坐在床上，两腿自然分开，免得过分俯身低头，15分钟左右即可。

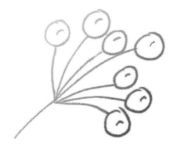

八段锦杂说

（附音频）

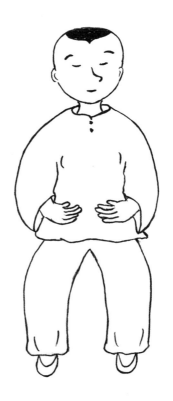

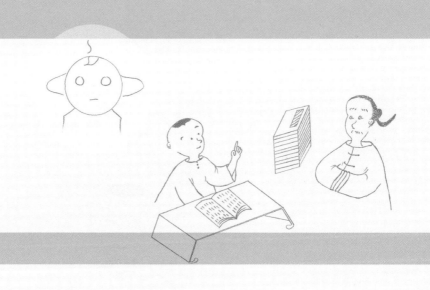

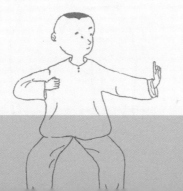

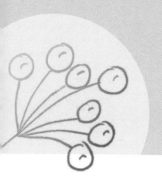

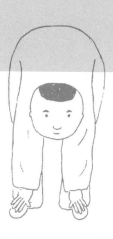

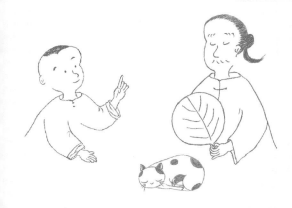

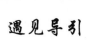

5. 八段锦第一式，两手托天， 如何调理三焦

（扫码听音频）

八段锦第一式，上来就是两手托天理三焦。为什么要理三焦，两手托天怎么样才能调理三焦呢？

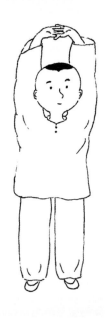

三焦是人体脏腑中最大一腑，但是它呢，不像胃、肝、肠啊啥的能看到，无形又无相，但又总领各脏腑的气化、水化全过程。凡是涉及吃喝拉撒，这些个输布排泄的，三焦都管。

三焦在人体，就好比是交通水利部。上焦管心肺，主宣发肃降；中焦管脾胃，主水谷之气的运化；下焦管肠肝肾，主水液残渣的顺利出宫。

中医治病，着重人体两大系统，一是脾胃的升降有度，二是三焦的畅通。人只要能吃饭，能运化，进出平衡，那么康复起来也就不成问题。所以中医治病的针、灸、药、砭石、导引、按摩等方法，也着重在脾胃和三焦上下功夫。

那么，两手托天怎么样才能调理三焦呢？也就是说，我怎样做这个导引方法，才能达到最大的保健效果呢？

记住两个要点：

一是拔长躯干。三焦在胸腹内，像一套挂系，自上而下，想要刺激它，调整三焦脏器的气机运行，要么得有物理之力（像针刺、艾灸、拔罐等），要么靠药物之力。做两手托天这个导引动作时，靠的是伸展之劲，以舒为通，把这个挂系从上到下拉开了。

两手交叉上举到最高点时，充分抬头，然后目视前方，保持抻拉，这时候是外静内动，内劲不断，两手微微向后引，感觉躯干无限拉长，向上的同时向后引，等于劲上加劲。

39

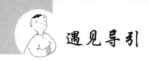

二是稍稍屏息。做这一式时，采用逆腹式呼吸，吸气的时候，小腹收紧；呼气时，小腹松沉。两手上托时，慢慢吸气，上托到最高点时，微微屏息两秒，然后缓缓呼气、落臂。吸气用七分劲儿，呼气就用八分劲儿，吸短呼长。屏息的作用，是为了使腹内气息充分周流。

呼吸吐纳的运用是一种内劲，而且是外示安逸、内宜鼓荡，表面看起来风平浪静，里面却波涛起伏。

这种导引加吐纳，慢中见功夫，练的是深层脏腑的肌肉和筋脉，会比较累，所以刚开始练时，穿插自然呼吸，不憋不努，慢慢水到渠成。

两手托天理三焦，既是八段锦的开篇之势，也是调理疾症的通用之法，单式练习应在30个左右。

6. 八段锦第二式，左右开弓似射雕，如何疏肝宣肺

（扫码听音频）

八段锦第二式，左右开弓似射雕，马步状态下开弓射箭。这式的名称，在南宋时期的古版本中又称为"左肝右肺似射雕"。到了明清时候，动作没变，名称修订为"左右开弓似射雕"。

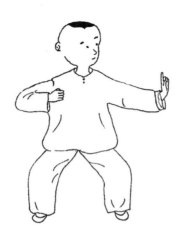

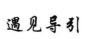

左肝右肺不是我们现在所说的解剖学上的意思，而是表示了圆运动中的人体生发和肃降功能，它表示了人体脏腑机能的平衡。

喜爱中医的朋友，有的可能读过民国时期彭子益先生所著的《圆运动的古中医学》。在这部书里，把人体看成一个小宇宙，遵循自然之道的生发与收敛，春生、夏长、秋收、冬藏。

彭子益把《黄帝内经》《伤寒论》等中医典籍，掰开了，揉碎了，融入了《圆运动的古中医学》，这部书里对左肝右肺升降循环的系统，阐述得非常明白。

人体如果该升的时候能升上去，该降的时候能降下来，那么就基本上处于一个平衡健康状态。我们的中药、导引、按摩、针灸等，这些方法也主要是为了推动人体气机的良性循环。

那么，做这个左右开弓似射雕，如何能做到疏肝宣肺，促进人体气机升降的循环呢？这里面有两个要点。

第一个要点，要开硬弓射大雕。 甭管是左肝右肺似射雕，还是左右开弓似射雕，这个射雕的动作本身没有变化。也就是说，身体这张硬弓不好开。难开在哪里呢？它要打开你胸廓之中心肺的气机。

做的时候呢，要舒胸，胸廓要舒展；后背夹脊，就是后背两个肩胛骨之间，感觉往一块合，夹脊往里合。你拉弓射箭的时候什么状态，这个动作就怎么做。

细致到手上。八字掌，要立掌坐腕。把手臂伸出来，手掌竖起来，刚好和手腕夹角是90°，就像是坐在手腕上一样。这个时候呢，你会感觉到从手到臂，整个手臂的内侧是酸、胀、麻。没错，这时候要牵拉我们的肺经、心经、心包经，也就是手三阴经。那么勾手呢，要指如钢钩，促进末梢气血的循环。

第二个要点，要马步活桩，因人而异。 左右开弓似射雕的时候，下肢经过了马步、偏马步，这些活桩的变化，目的是促进气血的运行。

腿上占人体大概一多半儿的肌肉，它相当于人体的第二心脏，起到一个泵血的功能。我们光刺激经脉还不行，还要有气血运行的动力，所以说这一上一下动作的结合，就构成了左肝右肺似射雕，推动了人体气机的升降循环。

7. 八段锦第三式，调理脾胃须单举，
脾胃最爱的菜

（扫码听音频）

八段锦第三式，调理脾胃须单举，是脾胃最爱的菜。脾胃虽然顶着个"后天之本"的大名，但这年月，能把脾胃当成自家兄弟，善待本源的不多。就像我们很多人，走着走着，就忘了初心……

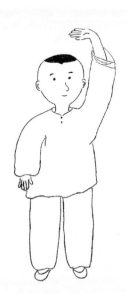

脾胃上大大小小的毛病，可以说是最常见的。脾和胃就像一对磨盘，不断摩运，一个主升，一个主降。像寒凉、压力、痰湿，饥一顿、饱一顿，都会影响脾胃气机的生发和肃降。

脾胃康复的根本，不完全取决于药物，你很少听说哪个老胃病，通过吃药吃好的。之前听老中医们念叨过个病案，一位三年困难时期落下老胃病的患者，最后到了吃啥拉啥的程度，药物根本吸收不了，人瘦得皮包骨，这怎么办呢？

于是老大夫们想出了个法子，用细长的瓶子灌上热水，在胸腹上下慢慢摩运。开始的时候，患者打嗝放屁；过了数日，能消化些汤粥了；又过了两三个月，患者长肉了，气色好转；坚持两年下来，你再也看不出他曾经是个老病号。这个热水瓶子的道理就是导引加按摩加热疗。

所以，脾胃的康健，在于自身气机的运转平衡。今天要说的八段锦第三式，调理脾胃须单举，也是脾胃最爱的菜。

动作很简单，边听边做啦！两腿微屈，两手环抱腹前，分别上托、下按，过程像怀抱婴儿，最后，一手头上撑掌，一手胯旁按掌，有撑天拄地的感觉，力达两掌根。稍稍停顿，两掌原路返回，再做另一侧。

采用逆腹式呼吸，掌上托时缓缓吸气，小腹收紧；落掌时慢慢呼气，一呼一吸一回旋，不憋气来不努气。

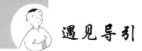

两掌撑天挂地时，立腰收腹，两胁肋部对拉拔长；落掌时，松腰沉腹。所有手臂上的动作，是为了更好地导引躯干中的脏腑。

练八段锦时，要先求方，再求圆；松是练出来的，不是摆出来的。只有体内气机顺畅了，肢体才能真正达到松柔。

单式练习调理脾胃须单举时，越慢越好，随时可以见缝插针地练。

8. 八段锦第四式，五劳七伤往后瞧，如何祛病呢

（扫码听音频）

八段锦第四式，五劳七伤往后瞧，如何祛病呢？这一式的名字就很有意思，它为啥不说五劳七伤往后看呢？

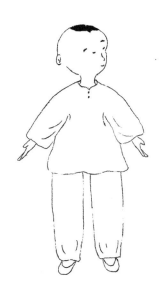

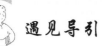

看，是什么意境呢？你看这满园的春色，看的时候，满眼都是景；那么"瞧"呢？我掂起脚尖儿，拉长了脖子，好不容易才瞧到一行小字儿。瞧，要比"看"费劲得多。

所以，这一式在往后瞧的时候，眼睛、颈项、手臂都处于一种牵拉状态，从外面看起来很安逸，但是内劲鼓荡。

伏案式开始，屈膝微蹲，两手像伏在桌子上一样，然后慢慢起身直立，两掌尖朝下，掌心向后，缓缓向外旋臂。

旋臂的时候感觉像拧毛巾一样，而且从手臂一直拧到根儿上，这根儿在哪儿呢？在夹脊，两个肩胛骨之间。手臂带着肩胛骨往里旋，夹脊收紧，仿佛能夹住一支笔。

与此同时，向左斜后方转头，下颌微微收回，这下颌微微一收的劲儿，刚好把这个颈椎提拉起来。转头要留胸，形成一种颈项挣力。眼睛往哪儿瞧呢？瞧左斜后方两米处的那一点，略停几秒。然后放松，成伏案式，再做另一侧。

这个五劳七伤是指什么呢？五劳七伤在《黄帝内经》和其他中医典籍里都有解释，指的是外在的风寒暑湿和内在过激的情志对身体的伤害。像思伤脾、恐伤肾、大饱伤脾、大怒气逆伤肝等，五劳七伤涵盖了导致疾病的内因和外因。

说来说去，往后瞧，如何能祛病呢?

这一式有三个作用:

第一个作用，刺激大椎穴。颈后第七颈椎这里，用手一摸呢，最高的那一点就是大椎穴，有平秘阴阳的作用，阴阳那点事都管。之前在公号里写过一篇"我和女儿的战'痘'史"，说的就是大椎放血，如何除湿热，去除痘痘，往期回看中有。

第二个作用，刺激膏肓穴。膏肓这个穴位就在肩胛骨缝里面，病入膏肓，神医难救，说的就是这儿。膏肓穴很隐蔽，针、灸、药难入。中医在艾灸膏肓穴的时候，人得团成一团，低头、两臂往前抱、圆背，膏肓穴才可以露出来。中医典籍中记载了，运动膏肓，除一身之疾。怎么运动呢? 就是靠这种一开一合，松紧刺激的劲儿。

第三个作用，刺激手臂上巡行的经络。手臂前面是手三阴经，后面是手三阳经，做五劳七伤时，靠的是旋臂，用旋转的劲来刺激牵拉经络。

你看这导引中，升降开合，旋转抻拉，都是门道。知道怎么做，还知道为什么要这么做，功夫练起来才能文武双修。

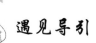
9. 八段锦第五式，摇头摆尾，如何去心火

（扫码听音频）

八段锦第五式，摇头摆尾，怎么就能去了心火呢？
心火是人体的内热，是生命的能量，它和肾水之间相互
制约，相互推动。

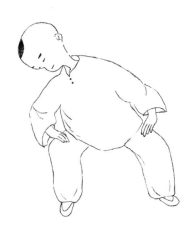

在平衡的范围内，心火不会一直往上烧，也就是心火不会一直上炎，肾水也不会一直往下流，而是水能敛火，火能温水，水火既济，阴阳平衡。

但是当这个平衡一旦被打乱，水敛不住火的时候，便会心火上行，表现为失眠、口干舌燥、五心烦热等。那么，通过摇头摆尾，如何来祛除虚浮的心火呢？

这一式在南宋的古版本中，又叫鳝鱼摆尾通心气。摆尾，是这一式的关键。摆尾的目的，是为了刺激尾间，也就是我们已经退化的尾巴骨。

尾间附近有督脉上的要穴，长强穴，也叫尾间穴；同时也有任脉上的要穴，会阴穴，这两个穴位是任督二脉的大管家，可以通调任脉、督脉，促进阴阳气血的循环。

通过摆动尾间，刺激经脉气血的运行，从而达到运化肾精，肾水上行，周流全身，起到润敛心火的目的。

摇头摆尾去心火可以分阶段来做。下面给大家介绍一个生活版的摇头摆尾，就是在平时如何抓住动作要点，简单实用，好用就行。

第一阶段，像鳝鱼左右摆尾。高马步或两腿微屈都可以，这个动作的关键不在马步的高低上，而是在摆尾时的逆腹式呼吸、提肛收腹上。

高马步，两手轻搭大腿，向左摆臀，缓缓吸气，会阴上提，小腹收紧，同时向左斜后方转头，以刺激颈后大椎穴，略停几秒。而后正身，缓缓呼气，再向右摆

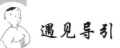

臀，动作相同，方向相反。

熟练后，进入第二阶段，转动尾闾。 高马步状态下，向左摆臀，随后顺时针转动尾闾，头相应地左右转动，差不多转到270°时，刚好转到后方，翘臀塌腰，而后松腰敛臀、正身，再逆时针转动。

动作要点同上，摆尾时逆腹式呼吸，提肛收腹，这个是促进小腹下丹田、要穴之间气血运行的关键。

刚开始的时候，逆腹式呼吸比较累，尾闾也像生了锈一样，摆起来皱巴巴的。

当筋骨皮肉这一关过去后，越练就会越松柔，越做心情越舒畅，当做完单式时，口舌生津，就说明效果不错。口舌生津，是肾水上行、充盈的表现。

10. 八段锦第六式，两手攀足固肾腰， 强腰壮肾的经典之方

（扫码听音频）

　　八段锦第六式，两手攀足固肾腰。顾名思义，这一式是强腰壮肾的，是久坐、腰肌劳损、肾虚一族的好菜。

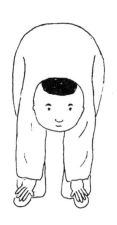

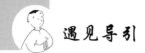

人最纠结的是，想健身，没时间，没场地，不是愿意懒，而是很多时候被变懒，眼巴巴地把身体耗空。

今天要介绍的攀足固肾腰，可以拳打卧牛之地。好啦，手机放桌上，边听边做。

两臂从体前上举，充分向上伸展，应该说，使劲儿往上长，感觉把脊柱这根链条节节拉开。

然后两臂下落，沿着后背向下摩运，上体前俯，两腿绷直，两掌一直摩运到脚脖子，如果连脚脖子也没够到，说明你的筋骨正在变老，哪怕你只有二十几岁的年龄，可能你的筋骨已经40多岁了。

两手轻轻扶在脚面，抬头塌腰，记住重点呦，腿要绷直，不能偷懒，略停三秒。

两臂慢慢前伸，腰脊拉长，两腿绷直，两腿始终是直的，以臂带身。什么感觉呢？先起手臂，腰身被动起来，感觉从腰背到小腿全部拉开。起身后，再重复上述动作。

攀足固肾腰，配上呼吸会更舒服，记住一段歌诀。

式随气走定深浅，
弯腰呼气攀腿足，
展腰吸气意冲天，
一呼一吸一周旋，
随气而成要自然。

高血压、颈椎病患者要量力而行。还有一种特殊人群，一定要注意，虽然也是腰上的毛病，但是，在急性发作的时候，绝对不能做。那就是腰间盘突出症急性发作期，这个时候不要做俯身攀足，避免前俯腰时对髓核的压力。

腰间盘突出症在康复期，就是你的腰腿上的疼痛基本上已经消失了，但是这腰上感觉紧巴巴皱巴巴的，总也松不下来，这个时候可以做攀足固肾腰。

做的时候要变换动作，往下俯身的时候要立项，就是脖子要梗着，塌腰，俯身到90°就行了，起身动作要点不变，这样不会对髓核造成压力，并能强健腰脊。

这个动作为什么能够对腰肌劳损，对肾虚一族有帮助呢？

腰肌劳损时，劳损的腰肌纤维很像好久没有梳理的头发，凌乱、脆弱、粘连。不通则痛，做俯身攀足时就像梳头发一样，慢慢地拉长起来，对腰肌纤维进行了分离、拉伸、畅通，使肌纤维变得柔韧，从而达到通则不痛的目的。

腰为肾府，腰是肾的家，这宝贝肾很挑剔，它喜欢温暖干净的房子，才能好好干活。俯身攀足的时候，通过缓慢地前屈、拉伸，可以刺激脊柱、督脉，以及命门、阳关、委中等穴位。有句老话说得好啊，腰背委中求，说的就是这些个要穴。

单式做的时候先从十几次开始，配合摩擦腰部。

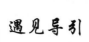

11. 八段锦第七式，攒拳怒目增气力，强烈推荐给久坐一族

（扫码听音频）

八段锦第七式，攒拳怒目增气力。这一式，是以马步桩为基础，通过手眼身法和呼吸吐纳的配合，从而疏泄肝气，濡养一身筋脉气血，特别适合伏案一族。

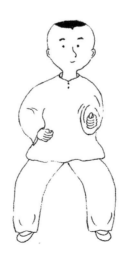

久坐伏案一族，如果没有时间练整套八段锦的话，我特别推荐这一式。

因为久坐一族有三伤，伤眼睛，伤肝血，伤筋骨。每天做上百八十个攒拳怒目增气力，一周以后，整个身体状况都会有所改善。

百八十个，有没有搞错啊，我蹲一会儿腿就哆嗦。别害怕，你可以分批次做，一次二三十个，每天练3到4次。

这个攒拳怒目增气力，有几个细节，做的时候要把握好，能起到事半功倍的效果。

第一，马步高低因人而异。 马步有两种，一种是高马步，就是大小腿在90°到135°之间，如坐高凳。还有一种马步呢，叫四平马步，从上到下，讲究顶平、肩平、大腿平、脚面平。

甭管是哪种马步，在做的时候要注意，膝盖不超过脚尖儿，微微敛臀，刚开始的时候可以用高马步，如坐高凳，慢慢提高强度，降低马步高度。

第二，两拳较劲。 冲左拳的时候，左拳向前使劲，右拳往后使劲，两拳一前一后对拉拔长，是为了刺激循行的两胁肋部肝经。

第三，冲拳的同时要怒目、呼气，轻咬牙关，五指抓地。 这样做，是为了疏泄肝火，濡养肝血。肝主筋，开窍于目。肝火的外在表现就在眼睛上，同时眼睛的疏泄有度也能帮着泄肝火。

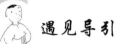

第四，有旋动集聚的劲儿。攒拳也属于冲拳的一种，那为什么不叫冲拳怒目增气力呢？冲拳一下子就出去了，是个爆发力，那么攒拳呢，攒，在这里有聚拢、集聚、旋动的意思。

攒拳时，大拇指在内，握固拳要紧。拳上内劲不断，感觉拳头越来越紧，这样做，刺激手上巡行的小井穴，像压力泵加压一样。

旋腕的时候，手指要放松，压力泵一松一紧，气血涌出，成了肢端末梢气血巡行的动力。

再有，旋腕的时候要充分由内向外，大概旋转了270°，手掌始终和手腕成90°，为的是刺激手腕上脏腑的原穴，五脏六腑的原穴大多分布在手腕和脚踝上。

中医有：脏腑有疾，当取十二原，刺激这些原穴，可以间接地强壮脏腑。

好啦，这些细节都要入心入脑，先做30个吧。

12. 八段锦第八式，背后七颠百病消，练的是内功

（扫码听音频）

八段锦第八式，背后七颠百病消，这一式是外示安逸，表面看起来非常简单，提起脚跟，落下颠足，一起一落，周而复始，不费什么力，但内劲鼓荡，是做20次左右就能微微发热的功夫。

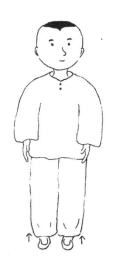

59

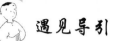

这练功夫，不怕动作难，就怕动作简单；不怕动作快，就怕动作慢。

越简单，越慢，就越吃功夫。

因为这个时候练的，不只是外在筋骨皮肉，更主要的是内在的气息和脏腑。

要从外练到内，关键是细节上的功夫。同样都是写毛笔字，都是一模一样的字，书法家写出来的，可能一字千金，咱们写过的纸张可以论斤卖，关键就是细微之处的功夫。凡事同样道理。

提踵颠足，要注意三个细微之处，也是它的三个主要技术环节。

第一是，充分提踵。提踵就是提脚跟啦，能提多高就提多高，全身的重量落在十趾上。这么做，是为了挤压巡行在脚趾的井穴。

脚趾尖和手指尖一样，附近都有经脉井穴经过。井穴，是气血的生发之地，井穴能宣发开，是保证气血畅通的前提。

第二是，提踵时提肛。也叫提肛呼吸，是最深的一种呼吸，比腹式呼吸强度还大，腹式呼吸是到了小腹，而提肛呼吸是深到会阴，从根儿上往上提升气血。

吸气的时候感觉会阴往里缩，如忍大便，所以这个动作快不了，因为气息要有充足的时间在体内鼓荡，所以能慢到十分功夫，便能灵到十分功夫。

第三是，提踵后，脚跟先落1/3到1/2，把持住平衡，再颠足。

最先落的这一点，其实是对脚底板又加了一层劲儿。这样做是为了更好地刺激巡行在脚上的脏腑的反射区和穴位。

脚上若使点儿抓劲儿，这起落之间的微平衡，还真不容易。

站不稳咋办？想头顶百会，想着百会上领一根丝线，轻轻拽起，脚下自然生根。

还站不稳怎么办？老哥你最近可真的是有点疲惫了，扶着桌子吧。提踵而立的平衡，最能反映出你全身的综合状态。

颠足的瞬间呼气，感觉震动延脊柱上传，类似于古代的震脊法，刺激督脉，激荡气血。

脚后跟儿，是男女的命根子，是卵巢和前列腺的反射区。提踵颠足，震动足跟，补益先天。

疲惫的时候，就站起来颠足几十次吧，慢功出细活，把握要领，二三十次便会微微发热，气血周流。

反复其道，七次来复；持之以恒，健康之道。

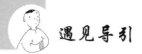

13. 八段锦整套演练，你们喜欢的大餐来啦（附视频）

（扫码看视频）

从开讲八段锦，粉儿们就不断留言，强烈要求看八段锦整套演练，可以随点随学，弄得我好一段时间不敢看留言，感觉像欠了地主家的租子一样！

今天终于交租子了，上你们喜欢的大菜，八段锦整套演练，每一式我都加了重点动作口令提示，还有小甘草的每式示范图。好啦，闲篇少扯，扫码观看吧！

八段锦整套演练

预备势：松静站立，两手环抱腹前，百会上领，下颌微收，宽胸沉腹，松肩松腕，静养片刻。

八段锦杂说

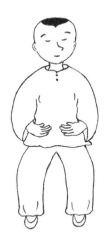

第一式

两手托天理三焦：

两手交叉向上托，
拔腰收腹托天式，
左右分掌松落下，
起吸落呼气自然，
舒展身心理三焦。

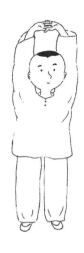

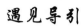

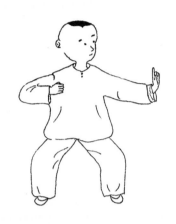

第二式

左右开弓似射雕：

两掌合抱在胸前，
左推右拉似射雕，
马步下蹲如磐石，
竖指坐腕爪如钩，
左右重复调肝肺。

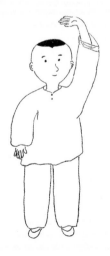

第三式

调理脾胃须单举：

两手上下做功夫，
左臂旋掌劲托天，
右掌下按在胯旁，
撑天挂地气磅礴，
脾胃气机升降和。

第四式

五劳七伤往后瞧:

两掌扶按在胯旁,
起身旋臂酸麻胀,
转头尽力往后瞧,
大椎旋动补阴阳,
旋经通络祛虚劳。

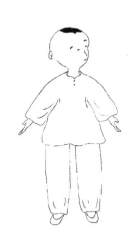

第五式

摇头摆尾去心火:

开步正身成马步,
俯身旋腰转腰脊,
身如鳝鱼水中游,
含胸松腹转尾闾,
摇头摆尾通心气。

65

第六式

两手攀足固肾腰：

脚同肩宽起手臂，
展身吸气意冲天，
俯身呼气攀腿足，
势随气走定深浅，
一呼一吸一回旋。

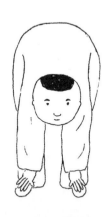

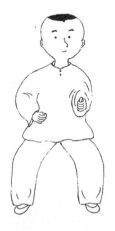

第七式

攒拳怒目增气力：

开步正身成马步，
两拳握固抱腰间，
怒目冲拳吐浊气，
两拳前后拉两胁，
旋腕握固收腰间。

第八式
背后七颠百病消：

两腿并立提脚踵，
足尖用力足跟悬，
提踵吸气搓谷道，
颠足震脚松全身，
反复做功百病消。

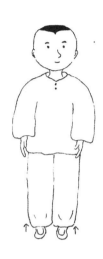

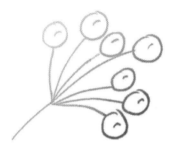

从头到脚，
导引按跷

（附视频）

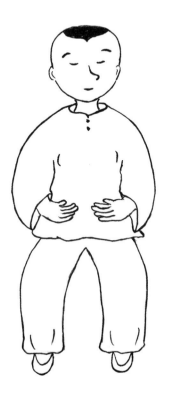

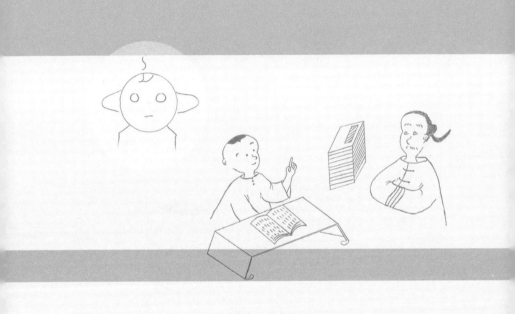

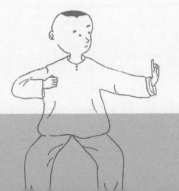

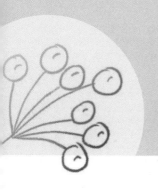

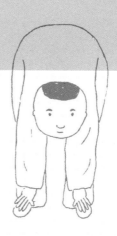

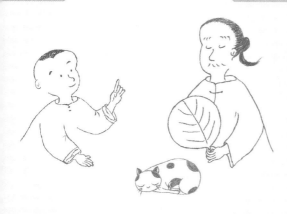

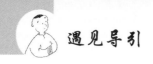

14. 手六经，导引按跷法

（扫码看视频）

　　今儿介绍手臂上巡行的六条经络的导引按跷法，方法不复杂，深入浅出，用着方便，练完舒服。

　　平常没火没病的时候，你压根感觉不到，也不会在意经络的存在，只有亲身经历了头痛医脚、上病下治，足三里行针，胃痛祛无踪时，你才会觉察到经络的强大！

　　经络者，决生死，处百病，调虚实（《黄帝内经》）。

　　人的五脏（心、肝、脾、肺、肾）、心包、六腑（胆、胃、大肠、小肠、膀胱、三焦）各有一条经络，即十二经。

　　十二经像四通八达的枝条，内络脏腑，外通指节，行气血、营阴阳。经络畅通，可以濡养脏腑及其所牵带的四体百骸；经络不畅，便会累及脏腑及其家眷。

　　人在生活中劳作，体内经络难免会遭五劳七伤、风寒暑湿的侵犯，致其不通，轻者疲劳，重者病症。

　　针、灸、药等都可以通经活络，治愈疾病，但以导引按跷最能治未病，最为方便。自己就能用，随时都能用。

　　练肉有练肉的方法，抻筋有抻筋的方法，这练经络有练经络的方法。

微科普，手六经

手臂上巡行的六条经络以脏腑为名，即肺经、心经、心包经、大肠经、小肠经、三焦经。

手三阴经（肺经、心经、心包经），从胸走手。

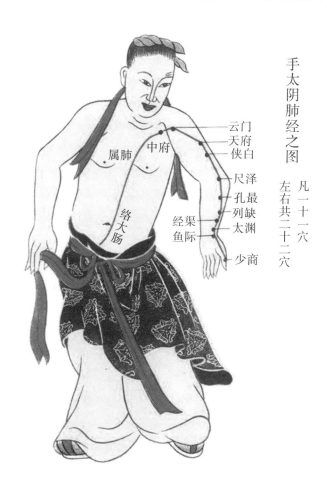

手太阴肺经之图

凡一十一穴

左右共二十二穴

云门
天府
侠白
尺泽
孔最
列缺
经渠
太渊
鱼际
少商

属肺

中府

络大肠

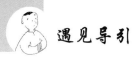

遇见导引

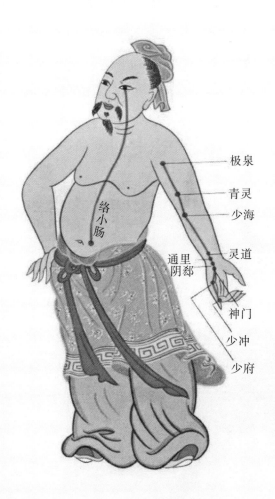

手少阴心经之图　凡九穴　左右共一十八穴

极泉
青灵
少海
灵道
通里
阴郄
神门
少冲
少府

络小肠

74

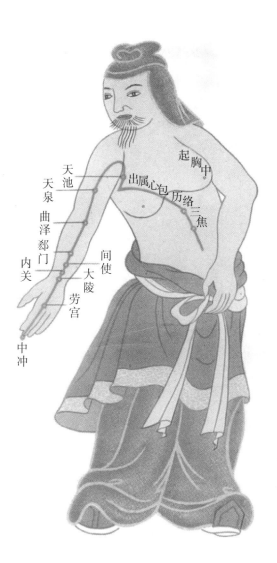

手厥阴心包经之图

凡九穴
左右共一十八穴

起 胸中
出属心包 历络三焦
天池
天泉 曲泽 郄门
内关
间使 大陵 劳宫
中冲

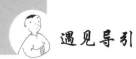
手三阳经（大肠经、小肠经、三焦经），从手走头。

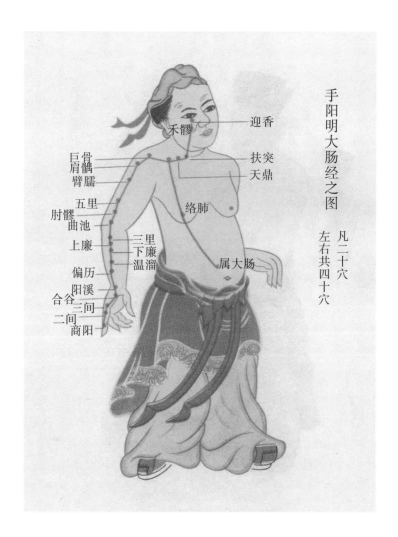

手阳明大肠经之图

凡二十穴　左右共四十穴

迎香
禾髎
扶突
天鼎
络肺
属大肠
巨骨
骨髎
肩髃
臂臑
五里
肘髎
曲池
上廉
三里
下廉
温溜
偏历
阳溪
合谷
三间
二间
商阳

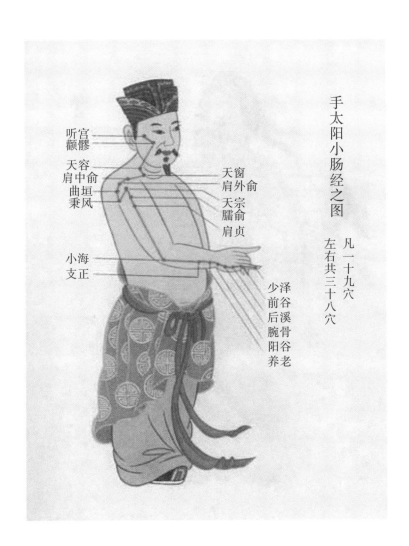

手太阳小肠经之图

凡一十九穴

左右共三十八穴

听宫
颧髎
天容
肩中俞
曲垣
秉风

天窗
肩外俞
天宗
臑俞
肩贞

小海
支正

少泽
前谷
后溪
腕骨
阳谷
养老

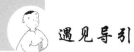

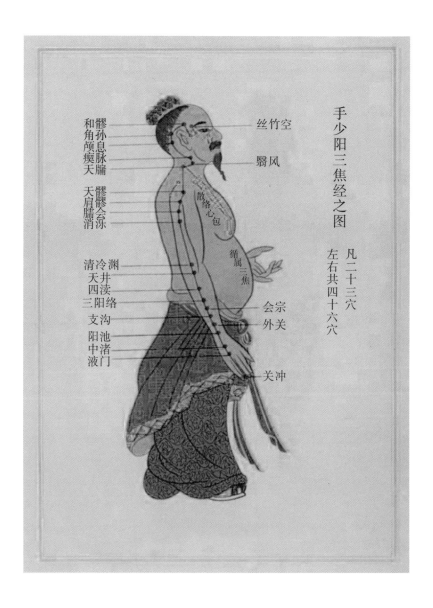

手六经的起终点、井穴、原穴多在手上，手部经络最为敏感，可以牵一发而动全身。所以，手六经的导引按跷便围绕这些重点下功夫。

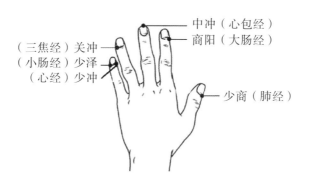

手六经导引按跷法

（1）循经拍打：按照手三阴经从胸走手，手三阳经从手走头的顺序，依次拍打，循环往复20遍。

（2）循经按摩：再用掌根依次按摩，循环往复20遍。

（3）虎爪屈伸：五指撑开，屈指成虎爪，指如钢钩，依次旋握，紧握双拳，五指弹开，放松，重复20次。

（4）指尖功夫：先摩擦拇指外侧，再指指交叉，相互摩擦，各20次。十指相互挤压指关节中间的蟹眼穴，最后交叉拔指20次，指尖温热，气血周流。

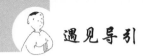

与心、肺、心包、大肠、小肠、三焦相关的症状，像常见的失眠、心悸、咳喘、便秘、三焦壅滞等，都可以常做手六经导引按跷，慢病康复于慢功。

一天忙碌下来，睡前宽衣解带，10分钟导引按跷，更有助于畅通经络，恢复疲劳，养宜脏腑身心。

15. 一个瓶子安脾胃

（扫码看视频）

脾胃是后天的粮仓，重点保护的对象，这可没少唠叨。但保养脾胃，很容易陷入一个困境：好了伤疤忘了疼。

有一阵子不疼了，小肠肚子刚舒服两天，便冰啤、冷饮、烧烤、火锅……可劲地招呼，好像用的是别人家的胃。

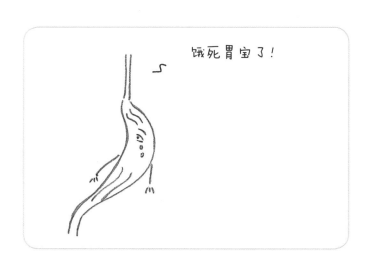

饿死胃宝了！

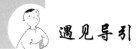

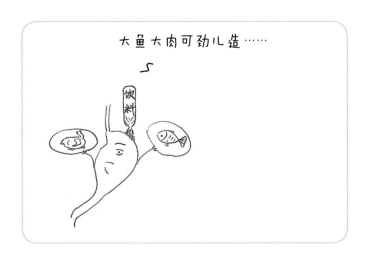

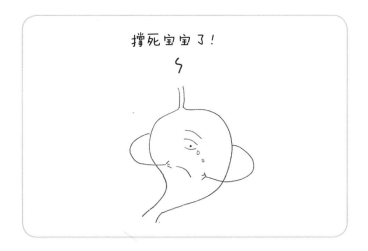

脾胃受伤，重在日常的调养。这些日常的方法贵在好用、方便，压力胃痛、寒凉胃痛时，随手就能用。

之前介绍过"一个瓶子安脾胃"的故事，还记得么？

几年前，一位老中医看过一个重度老胃病患者，饥荒年代落下的胃病，后来到了吃啥拉啥的程度，人瘦得只有80多斤。

这个状态下，吃啥药都白搭，吸收不了。老先生便教了她一招运摩腹部的方法：用长条形的玻璃瓶灌上热水，在肚子上来回上下摩运，每次20分钟，一天两次。

几天后，她就开始打嗝放屁，然后能吃些汤汤水水了，过了几个月，病情明显好转，人也见胖了。老患者很是开心，一直坚持下来，两年以后，体重基本正常，恢复了正常生活。

热水瓶子摩腹，运用的是热疗加按摩原理，目的在于促进经络气血的运行和脏腑功能的发挥，以动化静，除旧布新，补虚泻实。

最最关键的是，热水瓶子太容易搞定了，单位放一个，家里备一个，出差还能带一个，胃小痛的时候，随时拿来可用。

具体做法：

（1）瓶子里装上热水，微微烫手还能拿得住，隔着一层衣服，从胸口到小腹上下摩运。

（2）然后将瓶子顺时针、逆时针转圈（摩腹时躺在床上做最舒服，靠瓶子自身的重量来回滚动，我用的是500毫升、硬质塑料矿泉水瓶子）。

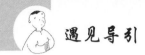

（3）接着用瓶口从上到下，依次点揉中脘、肚脐、关元，最后再上下摩运。

摩腹的过程中，会有打嗝、放屁的现象，那是肠胃功能加强的表现。刚吃饱饭，或者腹腔内有肿瘤、感染及妊娠期不宜做摩腹。

16. 体能与恢复，人体的核心战斗力

（扫码看视频）

体能与恢复

体能与恢复，就是练和养的关系问题。

练的核心是体能，养的核心是恢复。体能余额不足，干啥都白搭；疲劳恢复不过来，天天欠债，最终会积劳成疾。

首先来说这个"体能"。甭管干啥，你得有好的身体能力，简称"体能"。这体能可不光是运动员夺金牌的专利，上学的、上班的，都得有个好的体能。

运动员的，那叫"竞技体能"；普通人的，叫"健康体能"，好体能将赋予你旺盛的精力和斗志。

我家街坊爱看球赛，还总能分析出哪队能赢，他的秘诀是看身板，街坊说了，要是没有个好的身板和体力，再好的技术也是个绣花枕头，关键时候使不出来，让人家追着打。

咱普通人，更得有个好的"健康体能"，四十岁以后，你的名牌大学、博士后啥的都没啥优势了，拼的就

85

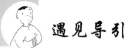

是健康体能了。

这健康体能就像个大厦，从小打的地基越结实，大厦就越牢固。它包括了人的心血管耐力、心理平衡能力、肌肉力量、柔韧、灵敏、平衡等。

这些个健康体能，各自有喜欢的练功方法，有喜欢慢的，有喜欢快的，有喜欢伸展的，有喜欢抗压的。所以，练功也要荤素搭配，相互为用。

再来说这个"恢复"，也就是人体的自我修复能力，这是保持体能的核心的核心。

对于运动员来说，谁的恢复能力好，谁就能承担更强的训练和比赛；所以运动员每天做各种形式的恢复，理疗、营养、按摩……可以一日无训练，但不能一日无恢复。

普通人也一样，恢复能力越好，身体也就相对越好。小孩子甭管多累，睡一觉，第二天活蹦乱跳的，他们的恢复能力超棒！越是上了年纪，就感觉越难恢复，欠债越来越多，机体逐渐衰老。

恢复能力有两个关键点。

第一，体能越好，恢复越好。身体各个零部件的工作能力越强，细胞参与除旧纳新、新陈代谢的能力也就越强。

所以，当恢复减慢的时候，别老拿着营养品使劲，身体内壮才是根本，活到老、学到老、练到老，你看百岁老人中，有几个整天拿保健品当饭的，都属于乐观勤

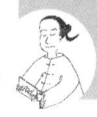

劳、闲不住那一类的。

第二，细水长流，及时恢复。最及时的恢复，便是最有效的恢复。疲劳最怕积累，积劳不一定会有成绩，但一定会积劳成疾。

典型代表就是颈椎病，脖子酸的时候，基本没人理会，小疲劳越积越多，最后病来如山倒。所以，好的恢复手段就像涓涓溪流，能随时冲刷走疲劳。

猿戏助恢复

今天有福利，上招五禽戏里的猿戏，献给久坐一族。

五禽戏中的这招猿戏，是在方寸之中吃功夫。也不用拳打卧牛的地儿，只要能站立的地儿就够用了，而且是从颈椎到脚底板，从电脑眼到鼠标手，分分钟恢复疲劳。

伏案久坐，气血凝滞，从心肺到肌肉，从内到外，久滞萎弱。血肉之躯，不是没感觉，眼睛不是不酸涩，脖子不是不疼，但总不能放下案头一大堆的工作，随时溜达出去打羽毛球吧，不方便也不现实。

猿戏就很方便，办公桌前信手拈来，随时可以做。

这猿戏作用大，但是也不大好练，它是在一种提踵平衡的状态下，团胸缩项，转头顾盼。整个过程是提着脚跟儿做的，即便是在什么都不做的前提下，提踵站立

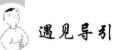

遇见导引

十几秒都不太容易保持平衡。

提着脚跟还要左右转头，在打破平衡的过程中维系平衡；同时团身收腹，逆腹式呼吸下挤压按摩胸腹，对心肺形成一种刺激。以巧妙的导引吐纳，协同全身上下经络气血的运行，这便是猿戏的细微功夫。

猿戏的做法：

（1）两掌在小腹前，快速撮拢成勾手，像猿钩一样，钩尖向下，手腕弯曲，有抻拉感。

（2）提踵而立，脚趾抓地，稳住，勾手提至胸前，手臂折紧，团胸，缩项，耸肩，小腹收紧，自然过渡到逆腹式呼吸。

（3）稳住身体，慢慢向左转头，稍稍屏息，维系平衡，眼睛顾盼有神。再慢慢转回，脚跟落下，松腰松肩，猿钩变掌，胸前落下，呼气松腹，还原调息。

（4）再提踵而立，勾手，团身，耸肩，缩项，小腹收紧，吐纳有度，不憋不努。向右转头，缓慢极限，瞠目顾盼，神采熠熠。

（5）慢慢转回，松肩落掌，缓缓呼气，小腹松沉，松紧结合，张弛有度，反复为之，左右各三，气血周流，沾濡汗出。

17. 说说补肾那些事

（扫码看视频）

肾，在五脏中出镜率最高。随便打开电视、翻阅手机，补肾广告铺天盖地，好像全民肾虚，全民需补！

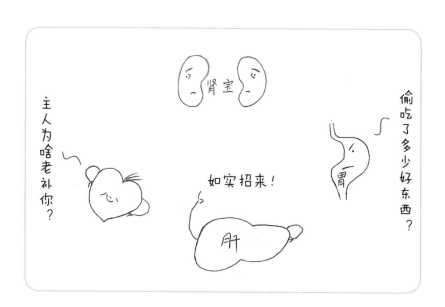

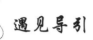
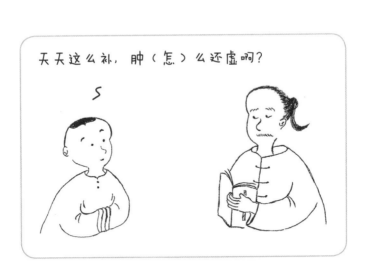

今儿就说说补肾那些事。

酉时，17:00—19:00，肾经当令。下午5点到7点，足少阴肾经当班，这个点是肾经最旺盛的时候，也是人体力最好的时候，体育比赛多安排在这个时间段。因为"肾为作强之官，伎巧出焉""肾主骨生髓，男女化精，入物化生"……

《黄帝内经》早就说了，肾是主管人体精华的重要官员，上辈子传下来的那点宝贝，俗称"元气"，都藏在肾里，是肾的精华所在。

凡是动用祖传老本的，像床上运动、出大力流大汗、缜密思维等，肾都管，都得从肾精里支取。这么说吧，肾好，经络气血畅通，则筋骨强健，精力充沛，思维敏捷，爱爱那些事也好。

足少阴肾经

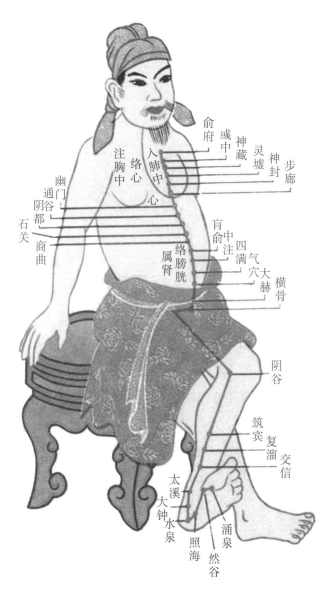

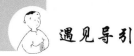

但肾精有个特点，易耗不易补。祖传的家底，折腾完了，就光了，外面的补品很难补进来，要不然怎么会补了又虚，虚了又补呢！

因为肾气弱，肾经的气血就很难畅通，路不通，补药就进不去，还容易造成黏滞脾湿。

补以不伤为本。先明白什么最伤肾，再辅以导引、药食清补等，才能养宜肾精。

肾最怕三大耗：纵欲过度、思虑忧愁、风寒湿冷。

纵欲过度，在古代称为"房劳"，最耗肾精，最伤肾气。西方曾流传，几滴精液的蛋白质，一碗牛奶就能补回来，而真实情况是，一碗牛奶补不了肾精，倒是能补充尿液。

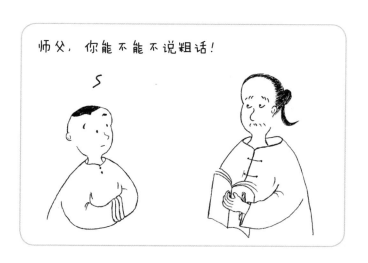

师父，你能不能不说粗话！

我要不这么说，就得你的小肾脏买单，欠下的债，早晚都得还。

房事，在中国古代是很讲究的，讲究七损八益，身体好的时候入房，有助气血通流，经脉得养；反之，就是劳损消耗。这点事，得自己好好掂量。

思虑忧愁，一样伤肾。金元四大医家之一的朱震亨在《格致余论》中论述：肝肾之火，隶属于心火，心被外物所感易动，心一动，则肝肾火动，精自走，暗流而疏泄。

所以，没事别老琢磨事，悲忧之情伤心伤肾，多登高远望，开阔心智。肾主志，志气上来了，肾的神气自充。

风寒湿冷，也是肾最怕的外邪。这些寒邪、风邪会直中肾阳、闭阻经络，导致肾功能下降，诱发各种症状。

小腰小肾啥的，每个人都是限量版，要好生珍惜，以与生俱来的天真，作自己的一身之主。

来吧，上点干货，说个我自己常做的、养宜肾经的导引方法。

背摩精门＋提踵颠足

背摩精门源于十二段锦，提踵颠足源于八段锦，这两个导引方法我都介绍过，在养宜肾经的时候，合起来

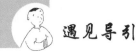

做，事半功倍。

背摩精门，也叫擦肾俞穴，是个古法。五脏各有一对俞穴，都在后背。"所注为俞"，是经脉气血传输汇聚的地方。"五脏居于腹中，其脉气俱出于背之足太阳经，是为五脏之俞"。

肾俞穴在肚脐所对腰后旁开两指的地方。摩擦的时候，腰后一小片，连命门带肾俞，一起摩擦。

两手握空拳，用拳眼那个面，省劲不费力，快速摩擦，钻木取火一般，腰部很快暖热。

与此同时，做提踵颠足。脚上投射着五脏六腑的反射区，脚心的涌泉穴是肾经的重要穴位，气血如泉涌出，足跟是生殖系统所在。提踵颠足既能对要穴进行刺激，也能刺激巡行在腿足的肾经。

提踵颠足时，我把它稍加改良。伴随着摩精门，快速提踵，一起一落，先不颠足，10次左右时，提踵静立2秒，小腹收紧，深吸气，两手摩运到腰部最高点，然后颠足呼气，两手摩下。

反复为之，两个来回，不到1分钟，就会沾濡汗出，气血周流，腰腹如暖流淌过，非常舒服。

有肾虚症状的，像腰酸腿困、精神不振、疲劳乏力等，每天做三次背摩精门+提踵颠足，每次几分钟，一周之后，就会有所改善。久久为功，则荣卫周流，外邪无侵。

18. 腰间盘突出，用祛风冷候导引法

（扫码看视频）

来，先认识下椎间盘哥们。

椎间盘是椎骨之间的小小软骨垫，起减震、支撑和保护作用。

每个椎间盘外面都有装备精良的纤维环，很结实，保护着里面的弹性装置髓核。

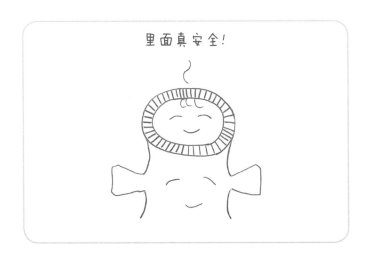

椎间盘突出就是外面的纤维环破裂，里面的髓核突围而出。

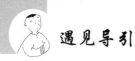 **遇见导引**

髓核出来，可是个祸害。脊椎周围，到处都是高压神经电网，它踩到哪根，都是电击的痛楚。

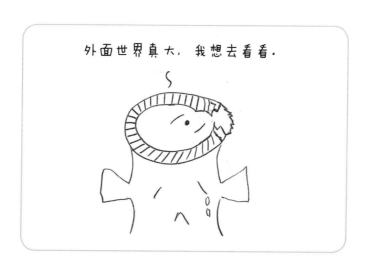

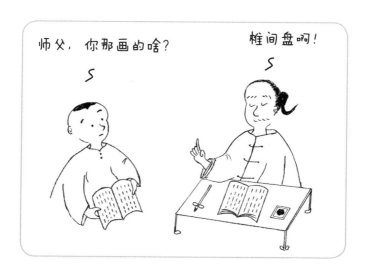

一

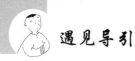 **遇见导引**

髓核出来，可是个祸害。脊椎周围，到处都是高压神经电网，它踩到哪根，都是电击的痛楚。

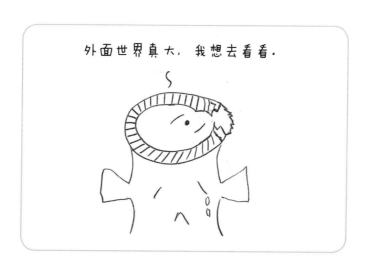

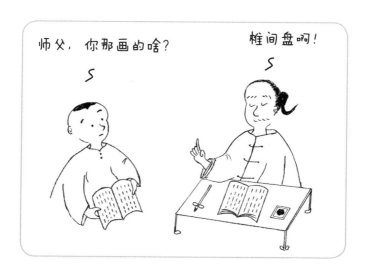

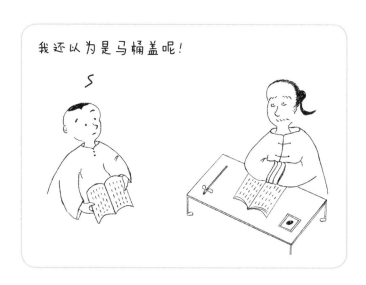

我还以为是马桶盖呢！

包括椎间盘在内，所有身体的软骨都必须得惯着、宠着，不能惹，因为惹不起，坏了修不好。

大骨头折了，过个一年半载，能长好；小软骨要是伤了，基本上没法修。

因为小软骨周围几乎没有血管，原材料供不上来，拿什么修。

这个软骨再生问题，一直是医学界研究的热点。

几十年前，医生们曾经认为：软骨不能再生，理由是，软骨中没有血管，营养无法通过血液运送至软骨。

然后不断有质疑提出，如果软骨无法获取营养，那么从小孩到成年，软骨是靠什么长大的呢？

后来不断研究发现，软骨内富含水分，营养物质易于渗透，通过关节活动产生的压力，从关节液中获得营养，其代谢产物也通过关节液排出。

所以，一系列研究阐明了一个重要道理：科学的运动，是软骨的保护神和营养剂。

所以，对于椎间盘的保护和康复，导引第一，药物第二，手术第三。

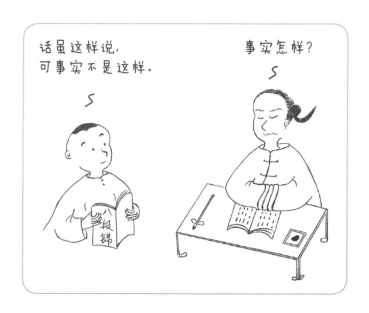

实际情况是倒过来的。

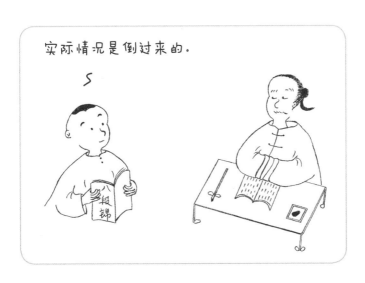

椎间盘突出的，先哭着喊着找骨
科医生，没人找你。

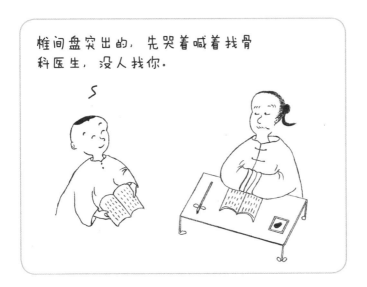

亲们，定时保养爱车，大家都懂得。

身体可比车要金贵得多，哪个零件都是独一无二的，如果在未病阶段，你就有很好的保养习惯，又怎么会送到医院大修呢！

古代名医大咖眼中的"突出症"

椎间盘突出，在中医属于腰痛症、痹症等范畴。

在中医眼里，突出来的那点椎间盘，只是表象，就像海面的冰山一角，下面有更大的冰寒。

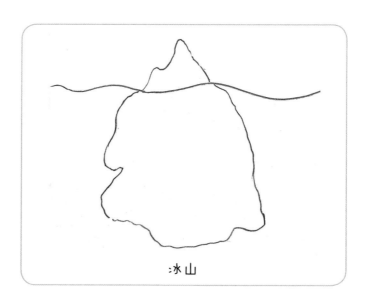

冰山

中医认为腰椎间盘突出，是内外夹击的结果，里面经脉不通，寒凝血瘀；外面过劳损伤，寒湿入侵。

盘曾经是好盘，只是它所处的工作环境太恶劣了，整个供养线都不通畅。

有椎间盘毛病的亲们会有体会，它经常不是一处犯病，而是一串犯病。通常是几个腰间盘一起，愣头愣脑地出来，有膨出的，有突出的，有脱出的……一个比一个难受。

所以，好多做了椎间盘手术的，只去掉了冰山一角，但腰痛还会频发，因为里面堵着的湿寒没有祛除。

即便是西医，也不会首先主张手术。因为不能除根，还有可能造成新的血瘀和黏连，除非快把神经压爆了，大小便快失禁了……才给你来一刀，但后面的康复，是你自己的事了。

所以，中医对腰痛，讲究标本兼治，从根上治，还得从根上壮。有著名的"肾著汤"，有祛风冷候、虚劳痛导引法，等等。

今天就先学《诸病源候论》中的一招，祛风冷候导引法。

上硬菜，祛风冷候导引法

在《诸病源候论》中，腰痛是作为重点来论治的，而且讲得非常详细。

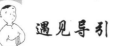

遇见导引

　　书中对腰痛病是这样论述的：风痹，风寒著腰，是以痛；肾虚，役用伤肾，是以痛；坠堕伤腰，是以痛；寝卧湿地，血气击搏，是以痛……

　　翻译过来就是，腰娇贵得很，肝肾不足，风寒湿邪入侵，反复过劳或跌仆损伤，都会引起腰痛。

　　书中的"风病诸候""虚劳病诸候""腰背病诸候"中精选了很多祛腰痛导引法。

　　咱们好菜一道道吃，先介绍风冷候导引法中的一道硬菜。

　　先晒下原文，有点长，看不懂也要努力看完！

　　坐，两足长舒，自纵身，内气向下，使心内柔和适散。然始屈一足，安膝下，长舒一足，仰足趾向上使急，仰眠，头不至席，两手急努向前，头向上努挽，一时各各取势，来去二七，迭互亦然。去脚疼，腰髋冷血冷风，日日渐损。

　　坐在床上，伸展两腿，把心里杂事儿都放下。然后把左腿盘起来，放在右腿膝下，右腿伸直，仰面躺下，右脚尖使劲儿往回勾，右腿绷劲儿稍稍抬起，同时两臂前摆，头也努劲儿往起抬。

　　这个小姿势保持2秒，然后全身慢慢放松，一起一松，做7次。

示范图：

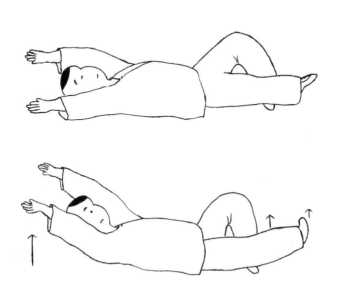

再把右腿盘到左腿下，重复上面动作，慢慢增加次数。可以祛腰腿痛，腰下寒凉，筋脉不舒，筋骨无力。

祛病之理

一弱百邪侵。

风冷候导引法的关键，是养益肾精，疏通腰腿经络，让腰椎周围的小筋骨、小肌肉强起来，从根上壮本。

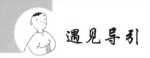

你现在麻溜在床上做两个，就两个，保证让你感觉腰背深层酸酸的，腿后绷绷的，起还起不来，有劲儿使不上，费老劲了。

这种感觉就是腰背深层的小筋骨、经脉、肌肉得以牵拉和锻炼，这些地方平时基本用不到，所以感觉特别累。

但正是这些小筋筋和小肉肉，是保护腰椎的精良小分队，它们的兵力要是弱了，腰椎小关节紊乱、闪腰就会常常来拜访。

与此同时，一腿盘，另一腿绷直抬，是一种对抗的劲儿，避免上体过度弯起，这就保护了椎间盘不会向后突，同时让腰腿后巡行的筋脉也得以濡养。

做完这个导引后，两手快速摩擦后腰几十次，会觉得从腰里往外透着热乎。

那个主编《诸病源候论》的巢元方，是当时的太医令（相当于现在的卫生部部长），人家在一千多年前把医体结合做得这么细致入微，真的让我们汗颜。

经典带给我们的，不光是健康和快乐，还有温暖和感动。

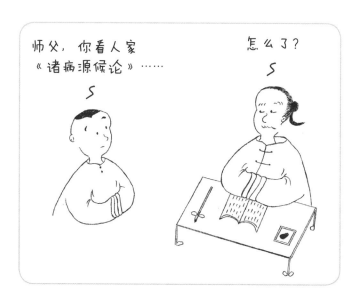

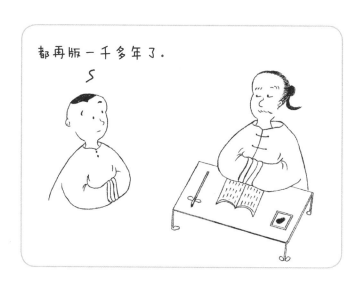

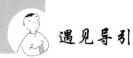

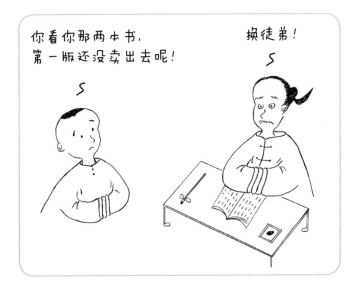

19. 下腰痛，必须要练腰腹深层肉肉

（扫码看视频）

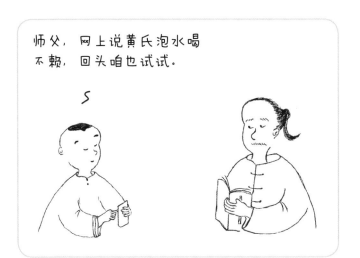

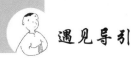

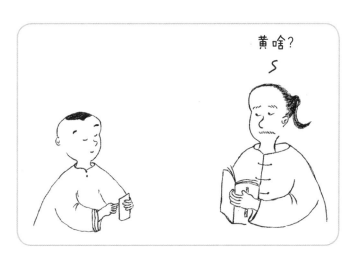

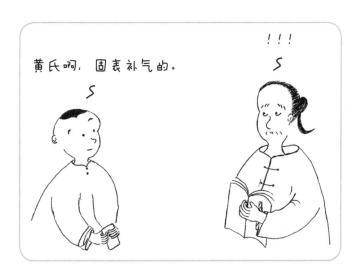

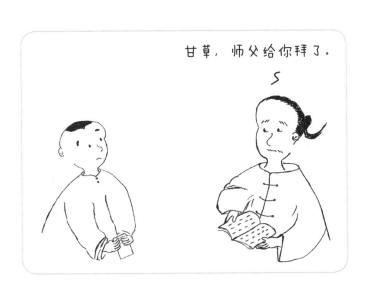

甘草，师父给你拜了。

甘草是初生牛犊不怕虎，看着像就敢读，我这个当师父的也是服了。补充一句哈，甘草说的是"黄芪（qí）"。

其实，也难怪甘草读错，中医里确实有好些个字，看着让人纠结。

比如说下面这组字，读着试试。

①白术

②桔梗

③枳实

④川芎

⑤蓝靛

公布正确答案：

① 白术（zhú）

② 桔（jié）梗

③ 枳（zhǐ）实

④ 川芎（xiōng）

⑤ 蓝靛（diàn）

　　每题20分，自己默默地算下能得多少分吧；都对了也别咋呼，这只是中医的一杯水，海深着呢！

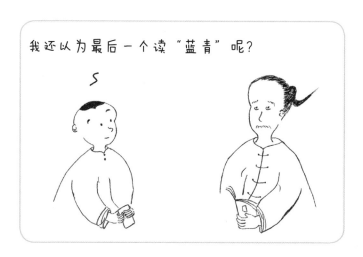

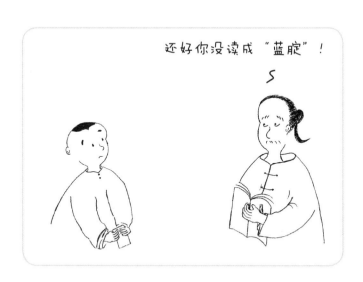

学中医的感觉就像一直在赶路，要懂得人外有人、天外有天。

不扯远了，来聊这个下腰痛。下腰，就是腰部靠下一点的地方，也叫腰骶。

腰骶这个部位是连接躯干和下肢的桥，包括腰椎、骶椎和尾椎等二十几个关节，可以说是人体最"忍辱负重"的部位。几乎所有的动作都以腰骶为轴完成，甭管坐着、站着、走着，腰骶都在负重，是最容易发生劳损的部位。

胖人和久坐人群，尤其最容易下腰痛。

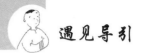

遇见导引

　　胖人的胖胖肚，更像一个实心球。想想看，肚子前面挂个十几斤重的实心球是啥感觉，一准是拽着上半身向前、向下拉，骨盆被迫往前倾，带着腰椎一块往前倾，腰骶周围的筋骨肉长期负重干活，很容易过劳而损。

　　久坐，长时间保持屈髋，腰骶里面的髂腰肌等肌群最紧张，长时间拽着骨盆和腰椎，连喘口气的工夫都没有，结局也是过劳而损啦。

　　讲真，下腰痛几乎每个人都中过招，或轻或重而已。忙活一天下来，腰骶强撑着劲儿，酸痛酸痛的，就想有个人给揉两下，可是一般没有这么好的福气。

　　今天学的这招，就是给腰骶的深层肉肉放松，堪比按摩。

下腰痛导引法

　　这个方法需要床或垫子哈，躺着练。

　　（1）平躺在床上，两臂向两侧伸展，最好能抓住床边。屈腿提膝，收在腹前，保持好这个姿势哈，稳住。

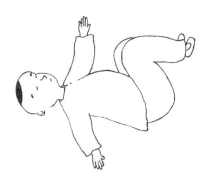

　　（2）然后，向右侧转腰胯，躯干固定不动，右腿触床，向右侧抻拉腰骶，略停2秒，左右来回做10次，提膝收腿状态不要变呦。

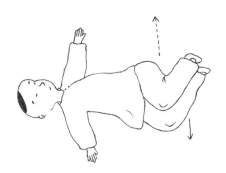

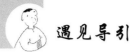
（3）接下来是力气活了。屈膝收腿状态下做绕环，提着膝从左侧经胸腹，绕到右侧，再把腿向前下方伸直，回到左侧，这是一圈啦。接着提膝收腿反复绕环，左右各5圈。

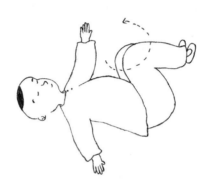

（4）最后这招更要一把子力气了。把腿完全伸直，从前下经左侧、过胸腹，绕到右侧，再到前下，左右反复各绕5圈。

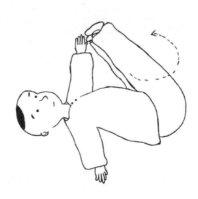

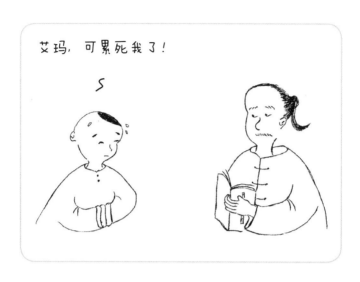

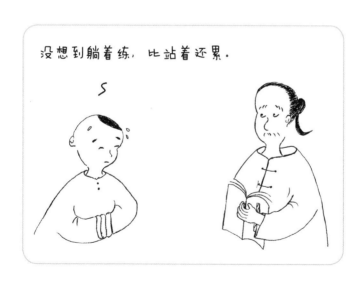

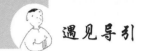

练功怕累，吃药怕苦，这世上哪有白来的健康啊！你窝在沙发里玩手机时，人家汗珠子摔八瓣，换来一块块健康的肉肉。

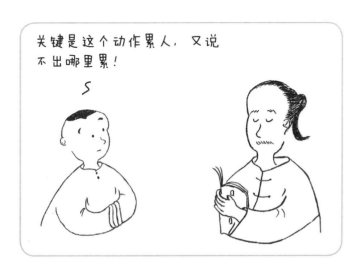

没错，这正是下腰痛导引法的独特之处。它锻炼的是腰骶深层的肉肉和筋骨，在身体的最里面，所以你感觉不出来到底是哪个犄角旮旯累。

不仅如此，你还会感觉有劲儿使不上，因为腰骶深层的肉肉和筋骨太虚弱了，压根儿就没劲儿。

这个下腰痛导引法包括了抻筋、练肉和正骨。

躯干固定，左右提膝侧转腰胯时，你会感觉腰骶里面抻拉抻拉的，这个很像腰椎错位时的侧扳法，只不过是利用你自身的拮抗力来复位了。

屈膝和直腿绕环，练的都是腰骶里面的肉肉和筋脉，只不过屈着腿省劲儿。

不管是屈膝还是直腿，绕环的幅度都要大，让筋骨充分抻拉，这时候你会听到腰骶里面有咯嘣嘣的响声，劳累了一天的小筋骨，终于各就各位了。

流水不腐，户枢不蠹，练就是最好的养，练养得当，人体零件才会保养得好，使用寿命才能延长。

没有一个人是十全十美的健康，了解自己，爱惜自己，从导引养生做起吧！

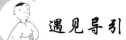
20. 牵拉筋骨，强壮腰肾，
两手攀足固肾腰

（扫码看视频）

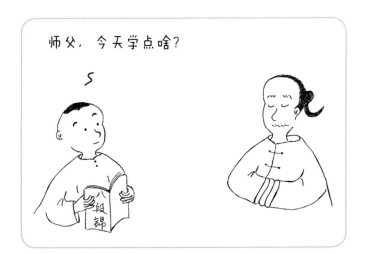

师父，今天学点啥？

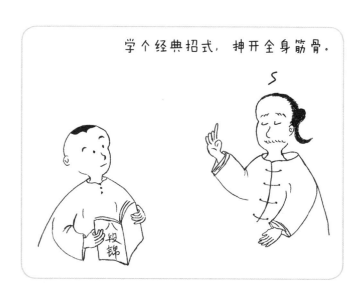

学个经典招式，抻开全身筋骨。

筋长一寸，延寿十年

中国传统的养生方法注重练筋，讲究筋长一寸，延寿十年，把人练得顺顺溜溜的。

中国人把这个"筋"字造得也非常有意思。

上面是"竹"，下边是古字的"肉"和"力"，表示像竹纤维一样的筋络将皮肉连在一起，人才有了力气。筋在人体，就好比树叶中的脉络，起着营养、输导和支持作用。

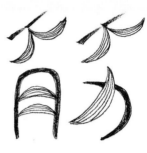

筋 图

　　说得通俗一点，筋在人体非常重要。古代有种"挑筋"的酷刑，就是把人脚后的大筋挑断，甭管你有多发达的肌肉，挑断大筋后站都站不起来，武功尽废。

　　肉厚而筋脆，人体就容易受伤。

　　竞技运动员最容易受伤的部位是脚后大筋，一些篮球、短跑运动员伤的都是这个部位，因为肌肉力量过大，而筋承受不了，所以就发生断裂。

　　人最怕的就是"筋缩"，就是感觉身体越来越僵硬，不光韧带变硬，筋膜、血管等也逐渐变硬。筋缩的后果就是，脖子疼、腰疼、屁股疼……从里到外都是毛病。

　　所以古话讲：筋长一寸，延寿十年。筋脉柔顺，不仅身体百骸得以滋养，而且内脏器官也得以充养，人体得以年轻态。

俯身攀足固肾腰——抻筋骨、壮肾腰

人最纠结的是，想健身，没时间，没场地，不是愿意懒，而是被变懒，眼巴巴地把身体耗空。

今天介绍八段锦里的"俯身攀足固肾腰"，可以拳打卧牛之地，而且随时都可以练，只要你高兴。

（1）两臂从体前上举，向上充分伸展，应该说使劲儿上展，感觉把脊柱这根链条节节拉开。

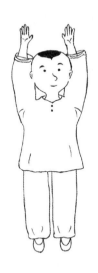

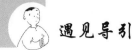
（2）然后两臂下落，沿着后背向下摩运，上体前俯，两腿绷直，两掌一直摩运到脚脖子。如果连脚脖子也没够到，说明你的筋骨正在变老。

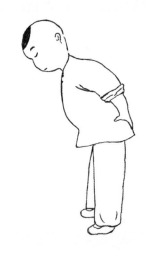

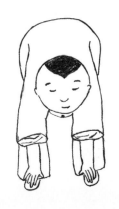

（3）两掌扶按脚面，抬头，塌腰，两腿绷直，略停3秒。够不到脚的，假装在够，高姿势把动作做出来。

（4）慢慢起身，两臂前伸，腰脊拉长，两腿绷直，以臂带身，感觉整个腰脊全部拉开。再重复上面动作，15到20次。

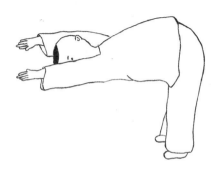

配上呼吸吐纳更舒服。记住一段歌诀："式随气走定深浅，弯腰呼气攀腿足，展腰吸气意冲天，一呼一吸一回旋，随气而成要自然。"

向下弯腰的时候，慢慢呼尽体内浊气；起身展腰时，呼吸清气。因人而异，呼吸自然。

高血压、颈椎病患者以及不适合做大幅度前屈的腰椎病患者要量力而行。

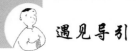

遇见导引

适合久坐、腰肌劳损、肾虚一族的好菜

如果你符合上面三个特征，那"俯身攀足固肾腰"这一招，就是你最好的菜。

八段锦特别接地气的地方就在于，从每招的名称上就告诉你该怎么做，对什么症，干巴利落脆。

大幅度俯身攀足时，自己也能感觉出来，从颈肩到腰背、腿足，浑身上下，无一处不牵拉。

你先记下最初手能到达的位置，然后会越练越低，直至掌心扶地还绰绰有余，那么祝贺你，筋脉柔顺，脱胎换骨。前提是，你要坚持呦。

腰肌劳损困扰着很多人，让人坐卧不安。劳损的腰肌纤维就像很久没有梳理的头发，凌乱、脆弱、黏连，不通则痛。

做俯身攀足时，就像梳头发一样，对腰肌纤维进行了分理、拉伸、畅通，使肌纤维变得柔韧，从而达到通则不痛的目的。

腰为肾府，肾喜欢温暖干净的房子，才能好好干活。俯身攀足时，通过缓慢地前屈后伸，可以刺激脊柱、督脉，以及命门、阳关、委中等穴，同时牵拉肾、肾上腺等器官。

几个回合下来，让腰活起来，温润肾精。所以，肾小虚、经常腰酸腿疼的盆（朋）友，这招很不错呦。

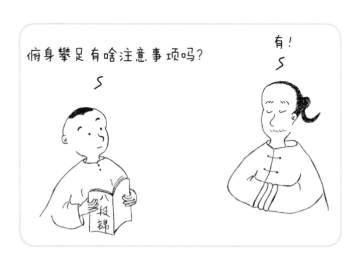

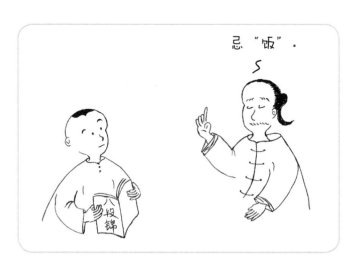

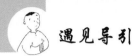

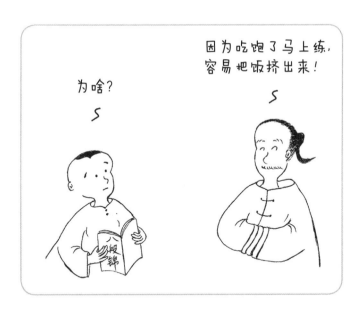

21. 上楼膝盖痛，打软腿，
你中招了吗

（扫码看视频）

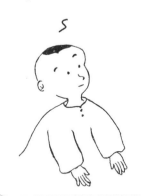

后台有人留言问，
上楼打软腿怎么办？

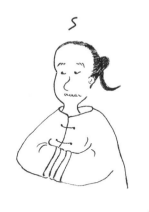

对于这个症状，中医、
导引都有办法。

遇见导引

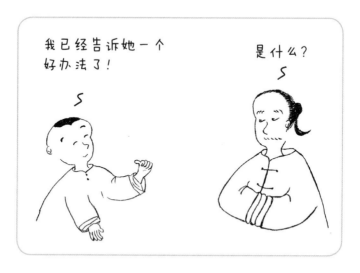

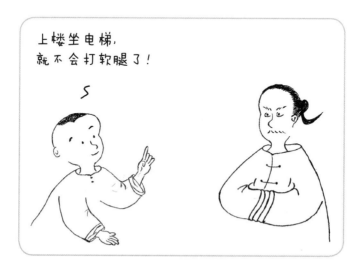

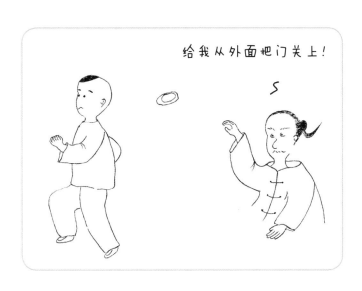

给我从外面把门关上！

上楼刺痛，打软腿儿，中招的不少

上楼时，膝盖刺痛，打软腿儿，不能算是病，应当属于疾。我们现在说疾病，是一个词，在充满文化气息的古代，疾和病可是两个词。轻者为疾，重者为病。

疾，里面是一个"矢"。矢，指箭，古代常称作"弓矢"。疾，是外面一个个小冷箭射向你，但你还没倒下，哥还扛得住。

病，里面是一个"丙"。丙，指火。体内有点小火，不加控制会烧成邪火，再加上外面射来的一堆冷箭，里应外合，哥就病倒了。

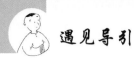

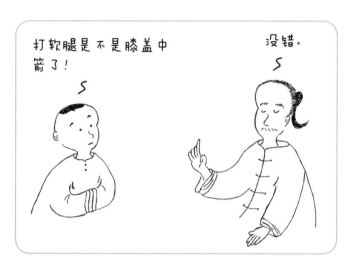

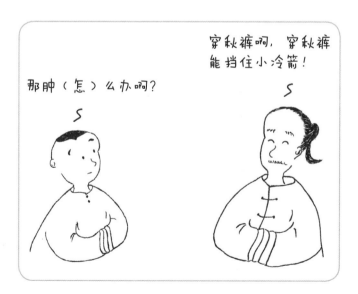

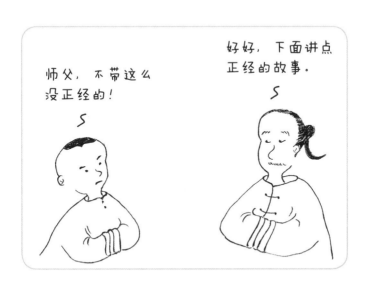

其实，天冷穿秋裤永远是硬道理，打软腿是外部风寒和膝盖里面退化共同造成的。

别老说人家软，打软腿可是有正经的学名呢，大名叫"髌股关节紊乱"。来，科普一下人体解剖学哈。

膝盖前面有块很重要的髌骨，老百姓叫它"波棱盖"，它和大腿骨之间是轨道联系，波棱盖来回滑动，人才能走路、蹲起。

当年孙膑受了一种酷刑，大家还记得吗？对，就是"膑刑"，把波棱盖给挖了，人也就残废了，站都站不起来。

髌股关节紊乱，就是髌骨和大腿骨之间的连接出了点问题，肌腱韧带连接处有粘连或慢性劳损，滑动的轨道不顺畅了，髌骨一滑动到这个点儿，就会产生刺痛。

所以，打软腿不是什么时候都疼，只是在上楼时，或下蹲到一定角度时，腿上吃不住劲儿，膝盖周围会有那么一处刺痛难忍，感觉像要跪在地上一样。

打软腿是膝关节慢性劳损的一种表现，和平时锻炼少、受寒凉，筋脉气血不畅都有关系；锻炼不科学、运动过度、膝盖有老伤也可以导致打软腿。

膝盖很娇气，要好生呵护才是。

膝关节有三怕：怕风寒，怕不动，怕蛮动。

膝盖这个地方筋多肉少，不像屁股肉厚，有点风寒都吹进来，小风刀都留在里面，为日后的膝关节病变里应外合。

不科学和过量的运动，膝盖也是最害怕的，关节软骨就那么薄，磨完了，就没了，别人也不会借给你。即便是你有钱任性，安个假的，也不是自己身上的零件，总会别别扭扭。

坐着不动也不行。自行车要骑，汽车要开，这些物件经常用反倒没事，但一放在那，就会锈迹斑斑。

关节也是这个道理，久坐或久站人群，最容易"筋缩"，膝盖气血不畅，就像机器生锈一样，再硬的骨头也会慢慢锈掉。

看到这，头都大了吧，膝盖这么娇气，到底要肿（怎）么伺候啊。用心关照即可，别嘚瑟，别逞强，别犯懒。你对它七分好，它会在你70岁时回报健步如飞的幸福。

　　好了，上干货。对付打软腿，老祖宗留下了很多好方法，今天先介绍交股尺蠖（huò），《引书》中的导引方法，是专门保健膝盖的。

　　股，说的是大腿，交股是指两条腿相折叠。尺蠖，是飞蛾的幼虫，像毛毛虫一样，爬行起来先伸展身体的前部，再挪动身体的后部，一屈一伸像个拱桥。

　　坐着、躺着都能练，看你还能懒到哪去。

　　交股：坐在凳子上，右腿提起，脚踝放在左大腿上，两手自然扶在右腿上，向下轻轻按压右膝10来次。这个动作不能蛮干，平时腰腿僵硬的，腿能搭上去就不错了，慢慢来。

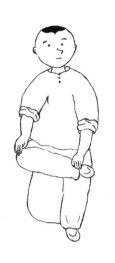

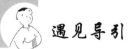

尺蠖：坐在床上，这样稳当。先把一条腿屈膝抱在胸前，折叠抱紧，轻压一会儿，然后向前上方蹬出，一屈一伸，重复十来次，两腿交替做。

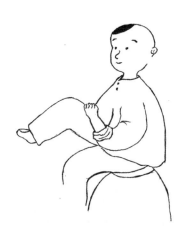

尺蠖也可以躺在床上做，两腿交替向斜上方蹬出，像蹬自行车一样，做几十次。在体育训练中，把这种方法叫车轮跑，常用来康复受伤的膝盖，锻炼小腹和下肢肌肉。

这么一个坐着、躺着都能练的小导引，凭啥就能保健膝盖呢？

给膝关节除锈。做交股时，下肢屈膝外展，在有节奏的按压下，适度横向牵拉了膝关节。这种牵拉舒缓了关节的纵向负荷，有助于消除膝盖的沉疴新疾。

做尺蠖时，腿像轴承一样转动起来，重点是膝盖不负重，不像走路、跑步一样，还得撑起百八十斤的重量。膝盖轻轻松松地转动，冷风冷箭滚出去，气血营养转进来，让髌股之间的小轨道更加润滑。

还有一点特别重要，做尺蠖得腰、腹、腿协同用劲儿，下盘没点劲儿，还真绕不起来。

练起来就知道，做十几个以后，小腹和两条腿肚子就会又酸又累。腿上长劲儿了，就能加强膝盖的稳定性。

尺蠖会用到小腹肌肉，这个动作还有助于消除肥肥的小肚腩。

注意，留作业啦！每天做3次交股尺蠖，每次20个（两条腿算一个哈）。后面逐渐加量。

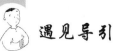
22. 我练的是假太极吗，为何膝盖痛

铁粉来信

导引子：

你好，最近从朋友圈关注到你的公众号。我很喜欢里面的导引方法，至于食疗什么的，我就不太感冒了。我的原则是，能不学做饭就不学，耽误时间，还受累。

言归正传，我特喜欢你的那篇《导引、太极……，天下功夫，该练哪个》，刚好和你聊聊我练太极拳的事。

半年前，由于工作压力大，经常失眠，想通过练太极改善。找师父学很麻烦，我便买了光盘自学。24式学着没啥味道，直接学陈氏，缠丝拧劲儿，四两拨千斤，多带劲儿。

可是练了没一个月，我的膝盖开始隐隐作痛，我想轻伤不下火线，没准是长功夫呢。坚持了仨月之后，现在上楼膝盖都痛。失眠时好时坏，膝盖也跟着凑热闹。

从头到脚，导引按晓

> 我想请教导引子，难道我练的是假太极吗，我
> 的膝盖怎么了，还能不能好了？
>
> 　　　　　　　　　　　　　　　　　　一笑

粉儿同志，我必须先严肃纠正你的一个观点，做饭
不是浪费时间，而是在积累生命的味道；饭做得精致的
人，做其他事情也不会太差（比如说我啦）。

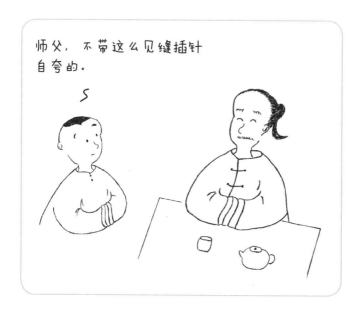

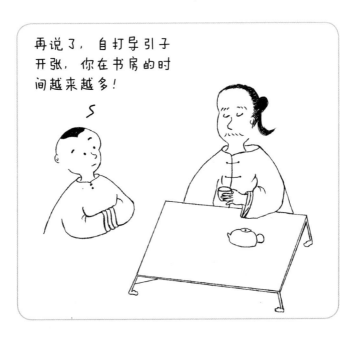

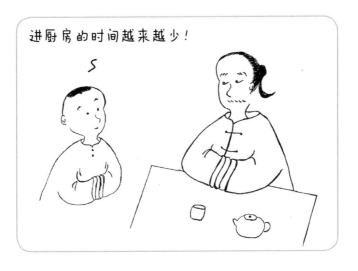

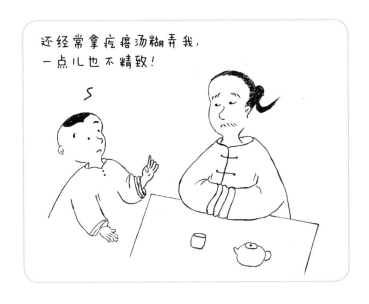

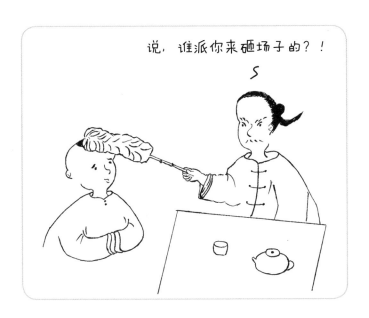

遇见导引

好了，粉儿，下面和你正儿八经地聊聊太极拳的事。

首先，必须先回答你：拳是好拳，就是练法不太正规。

太极也好，导引也罢，都是需要在细微处用功夫的，练到一定时候，需要师父一点点给掰扯。

自学也没关系，从简单处入手，跟着正规教学片，一点点慢慢积累，时间和功力到那了，自然就是功夫。

像粉丝朋友的这种还没学会走，就想学跑的事，我遇到过一些。

十年前，我有位朋友想学太极，我推荐他先学24式，人家和粉儿是一样的想法，要学就学难的，有挑战性的，直接买了陈氏太极的光盘和书，开始了正儿八经的学练生涯。

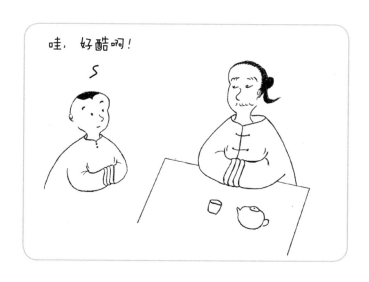

（图中文字：哇，好酷啊！）

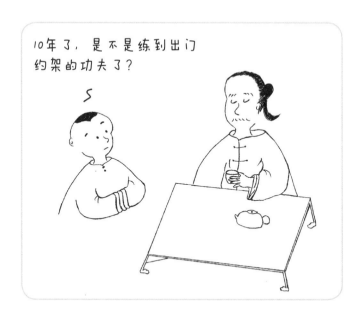

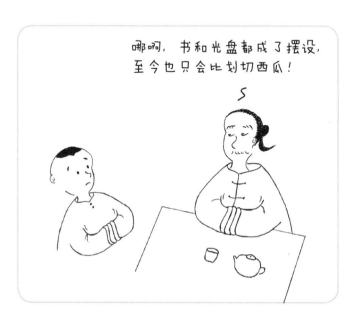

遇见导引

别小看24式太极拳，虽然简化，但不简单，几乎整合简约了太极拳的攻守招式，是学练太极拳的王牌基本功。学好24式，可以变化万千。

那些老拳师，到最后是拆招解式地练，揽雀尾6趟，搂膝拗步6趟，倒卷肱6趟……一个单式反复打，到最后是拳打千遍，运用自如。

亲们永远记住，套路不值钱，功夫值钱。

所以，甭管是学太极，还是学导引、学书法，天下万事的道理是相通的，先踏踏实实把基本功打实了，以后不管学哪门哪派，都能轻松驾驭。

下面再来说说你的膝盖痛。

太极拳有句古谚：身形散乱，其病多求于腰腿。啥意思呢，就是练太极时如果身形不正，最受伤的就是腰和膝。

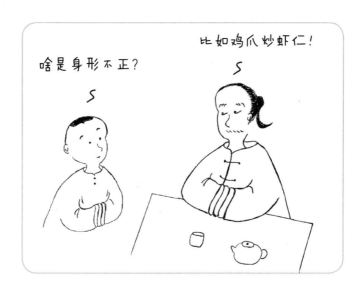

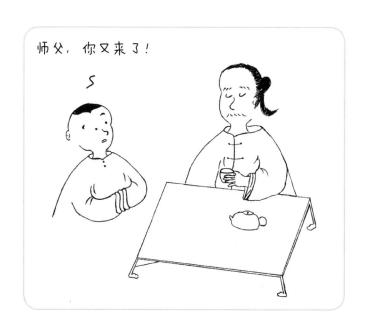

鸡爪炒虾仁，是形容在打拳时又抽筋又弯腰，怎么样，恰如其分吧。

特别喜欢传统文化的一个原因是，没点文化，还真听不出是在表扬你，还是在骂你。

好了，不绕了，太极最伤膝盖有两种情况：一是膝盖过分前倾，二是练功不练腰。

膝盖过分前倾。就是膝盖的垂直线超过脚尖，这时候膝盖就会承担加倍的重量。

因为膝盖前倾时，大腿和小腿的肌肉过分拉伸，吃不上劲，本来应该由肌肉负担的重量，一大部分就转移

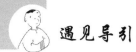

到了膝盖的韧带和软骨上，长期负重，就容易导致膝盖劳损，产生疼痛。

再来说，练功不练腰。太极虚实动静的转换，全在腰上。老话说，腰如水磨能推急缓，腰部的灵活转动灰（非）常重要。练武不练腰，到头艺不精，不仅艺不精，还会伤膝盖。

腰转换不灵活，就成了腿在扭动，而膝盖是单轴关节，它只能前后摆动，其他东南西北的乱转，都会让膝盖很伤心，稍不留神，就会伤及筋骨。

粉儿，你知道自己的膝盖为啥会疼了吧。

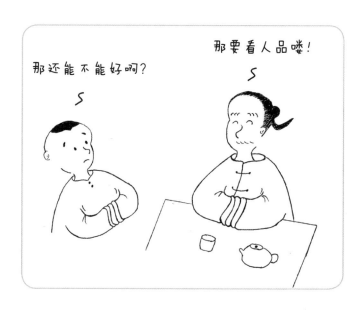

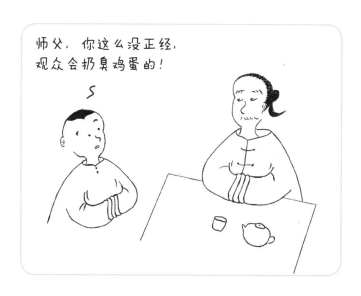

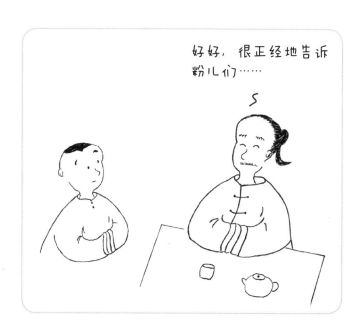

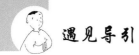

　　当然可以好，只要修养得当。别再逞强瞎比划了，在不刺激它的前提下，可以高姿势、小步幅，柔和缓慢地练拳，也可以做我之前讲的康复膝盖的导引动作呦。

23. 膝盖刺痛打软腿，再学招易筋经里的三盘落地

（扫码看视频）

说到膝盖，不少朋友留言给我，都是关于这个是非之地的，我大概整理了一番，如下：

（1）每天一万步靠谱吗？

（2）我特别喜欢爬山，但据说伤膝盖？很纠结！求解法！

（3）交股尺蠖得有垫子，有站着做的吗？

（4）膝盖骨膜磨损，该咋办？

……

真是让人纠结的膝盖！！！

练？

不练？

你猜？

我在这里一并回复各位：用进废退，合理的运动就是对膝盖最大的爱护，只有运动才能保持关节软骨的健

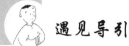
康，因为软骨里没有血液供应，必须靠关节挤压时产生的大量关节液来濡养；也只有运动，才能保持肌肉力量和韧带弹性！

每天一万步，怎么个走法很重要。基本战略是"零碎步当小点心，40分钟快走是正餐"。

你每天上厕所、买菜做饭、转公交、遛弯等的零碎步大约三、四千步，这些零碎步就相当于膝盖的小点心，也能起到活跃气血的作用。

最关键的正餐是要一口气快走40分钟，甩开膀子、大步流星、沾濡汗出，这种强度和量不仅能锻炼心肺、强壮膝盖，而且膝盖也不会过劳而损。所以，一万步是个加法，2千+2千+6千等于1万，4千+6千也等于1万，怎么加，自己根据实际情况来。

至于登山嘛，喜欢就去吧，难得一览众山小，舒畅情志。特别建议带副登山杆，可以大大减少膝盖的压力；另外，登山也不要频繁，一周1到2次，让膝盖充分休息。

骨膜磨损是膝盖劳损的一种表现，严重的走路都疼，医学上没啥太好的办法。慢病还得慢功医，既不能过度刺激它，也不能不动，交股尺蠖和今天介绍的三盘落地，都比较适合其康复，悠着劲一点点做。

步入今天正题，对付膝盖刺痛、打软腿，再学招易筋经中的三盘落地。

上硬菜，三盘落地的做法

（1）两脚开步，微微屈膝下蹲，立腰中正，上体不要前倾；两掌在体侧下按，指尖向外，感觉像按水中的浮球，吐气绵绵。

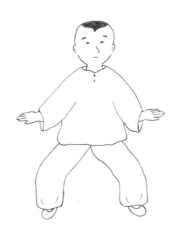

（2）缓缓起身，翻掌上托，如托重物，手的高度不要超过肩，两肘微屈，起身时徐徐吸气。

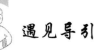

（3）再缓缓下蹲，比第一次稍低，腰身始终中正，然后缓缓起身，动作同上；就这样反复蹲起，一次比一次低，直至全蹲。蹲得越慢，保健效果就越好。

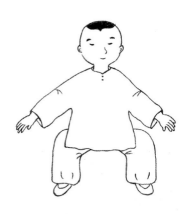

"三盘落地"这个导引动作，把静力练习和动力牵拉糅合在一起，相当于活桩慢练。以骨科闻名全国的北医三院，对膝关节患者康复的法宝之一就是蹲桩。

在活桩慢练的过程中，膝盖周围的韧带肌肉反复牵拉、舒张，在松紧结合的动静刺激下，髌骨轨道周围粘连的小结节慢慢疏通开，韧带肌肉逐渐变得强壮起来。

反复蹲起时，膝盖好似一个杠杆的轴，髌骨好比轴心，在大小腿的重复屈伸下，轴心越来越润滑，关节轴活动起来也越来越顺畅。

留作业啦，每天15个三盘落地，高低自己说了算，循序渐进，逐渐加量，让膝盖一点点健康起来，麻溜开练吧！

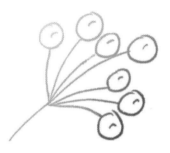

食疗
杂方

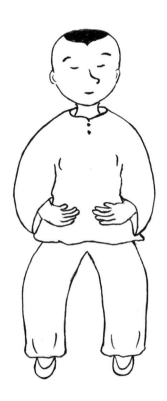

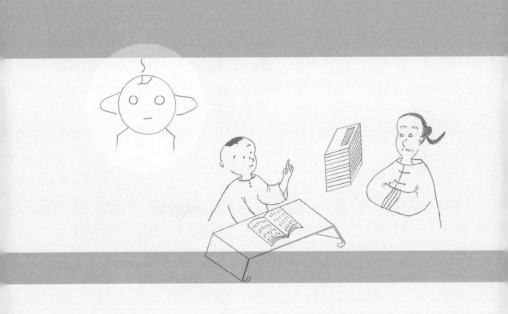

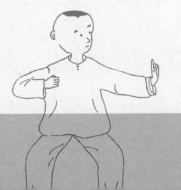

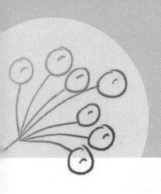

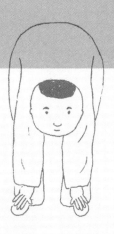

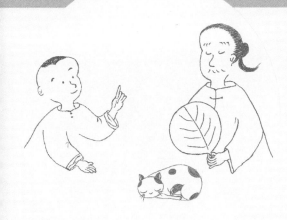

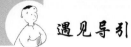

24. 说说过午不食那些事

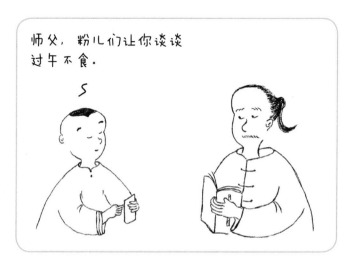

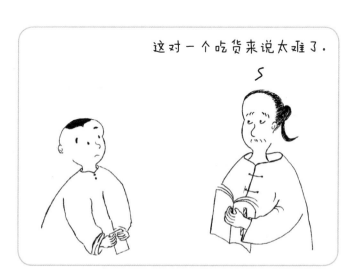

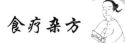

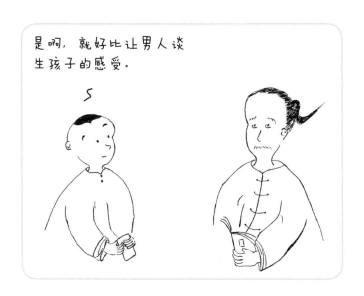

　　我经常会被问到：辟谷科学吗？你觉得过午不食可行吗？我晚餐只吃水果可以吗？每当被问到这些和吃饭有着血海深仇的问题时，我脑子里出现的不是答案，而是蹦出另外一系列问题。

　　就拿这个过午不食来说：

　　首先，你和吃饭真的有"书剑恩仇录"吗？享受美食难道不是上天赐予我们的福气吗？其次，你为什么要过午不食？是追风、减肥，还是觉得古人说的都对？

　　过午不食的出处，不是源于中医养生，而是起自佛家修行。过午不食在佛教中的说法是"不非时食"，就是按时进食，该吃的时候吃，不该吃的时候不吃。

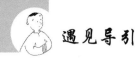

遇见导引

　　古代僧人修行，过完午后，一般就不食或者只吃些茶羹了。为什么这么做呢？赵朴初先生解释说，这样做，一是不增加供养者的负担；二是有利于清心寡欲，帮助修行。

　　后来，汉族僧人有自己耕种的习惯，由于劳作的缘故，晚上得吃饭，才有气力来弘法利生。于是寺庙中便开了过午不食的戒，可以吃饭饭啦。

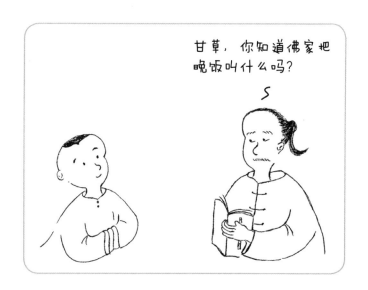

甘草，你知道佛家把晚饭叫什么吗？

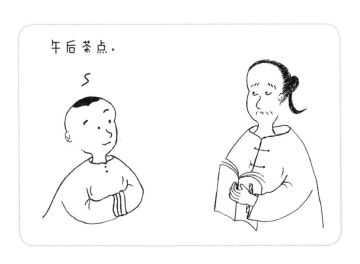

午后茶点.

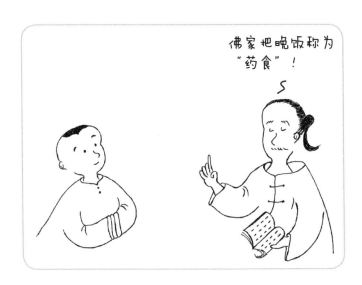

佛家把晚饭称为"药食"!

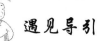
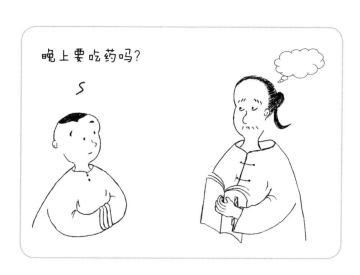

称为"药食"，但没有药，就是普通的斋饭。药
食，是提醒出家人，不能贪恋食物，要克制取用，晚餐
只能当作疗饥的药来吃。要懂得惜福节用，以减少奢侈
浪费而达抑贪的目的。

所以说，佛家理论也是和生活融汇贯通的，离开人
间地气的理论，没有生命力。做学问也好，修道也好，
养生也好，关键是要通，脑袋里不能一根筋，更不能泌
结，否则就成了误人子弟。

聊到这儿，粉儿们知道午后怎么食了吧，不是过午
不食，而是过午少食。再者说了，我们现在不同于古代

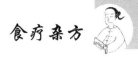

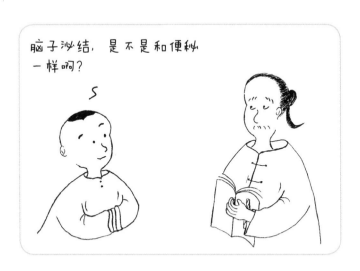

日出而作、日落而息的生活环境，劳累一整天了，没准晚上还要加个小班。

所以，别跟忠实的脾胃过不去，饮食有节，善待它们。一口不吃，空磨胃壁，滴水穿石，时间一长，没准还磨出个溃疡小洞洞。

但是，吃得太饱，脾胃受累，一肚子的美食啊，没办法，窝到明天早上就馊了，加班加点干吧，赶紧储存膘膘。

但是这么一来，大脑司令部可不乐意了，你们干得热火朝天的，肚子里胀胀的，这还是睡觉的节奏吗，忒烦、失眠……所以，再次敲黑板啦：不是过午不食，而是过午少食。

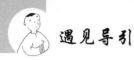

可是，网上说过午不食
有很多好处哩。

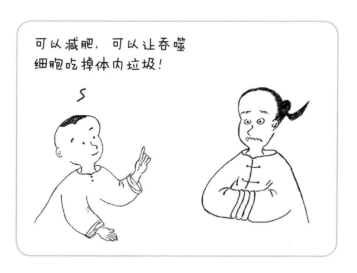

可以减肥，可以让吞噬
细胞吃掉体内垃圾！

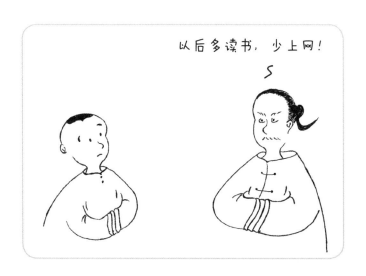

身体的免疫细胞，像淋巴细胞、巨噬细胞，它们的能量来源是葡萄糖，不吃饭，低血糖，免疫细胞也处于一种"萎缩"状态，活性降低，不仅没有力气去吞噬有害细胞，人体抵抗力也会随之下降。

人体内自带几千年进化来的生物钟，到了吃饭的点儿不进食，没有食物可消化，胆汁、胃酸就会出现空运转，腐蚀消化道黏膜，形成溃疡或者胆汁逆流。

前面给大家讲过，我们的身体非常聪明，自带高智能的调控系统。长时间不吃晚饭，它会对这种行为作出调控反应，加强胃肠对早餐和中餐食物的吸收率，降低基础代谢率，使更多的能量转化为脂肪。

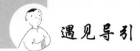

遇见导引

我今天唠叨了这么多，就是要阐明一个道理。养生这事，不要跟风，不要忽左忽右。有些事儿如果实在整不明白了，我再教大家一个简单的好方法：琢磨琢磨老话儿是咋说的。

比方说，这个晚饭吃不吃、怎么吃的问题，老话早就说了：晚饭少吃口，活到九十九。人家没让你不吃，而是让你少吃。

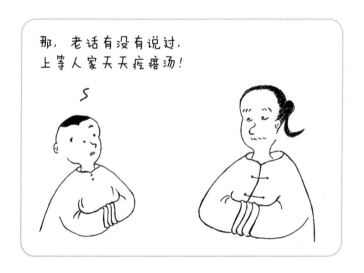

还有一件小事，得再唠叨两句。有些朋友问，晚饭是不是可以用水果替代？我这里还是用一句老话儿回答您吧：五谷为养，五果为助，五畜为益，五菜为充……果肉蔬菜，无使过之。

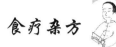

食疗杂方

咋样，整明白了吗？

用现代营养学翻译过来就是：水果不能替代晚餐。水果大多为升糖食物，GI（升糖指数）值太高，用它们当饭，血糖会飙升，为糖尿病埋下隐患。而且水果还贵，不禁饿，一点都不合算，不如吃杂合面疙瘩汤！

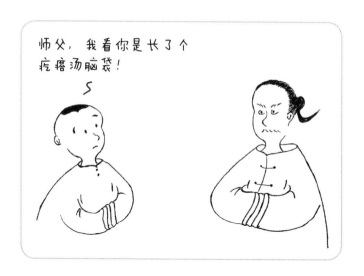

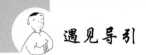

25. 西瓜，天生的白虎汤，
吃瓜群众看过来

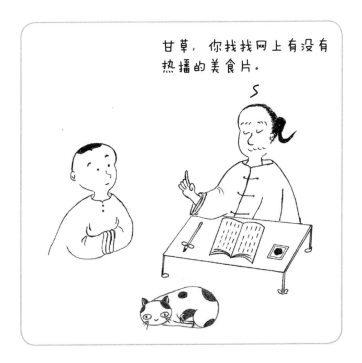

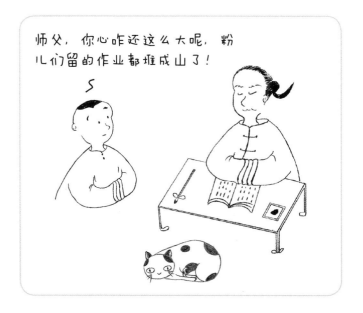

师父，你心咋还这么大呢，粉儿们留的作业都堆成山了！

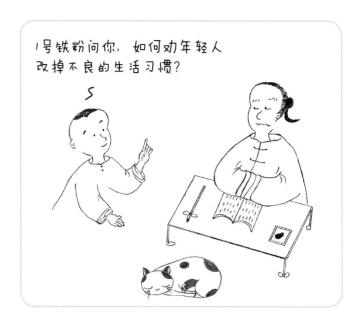

1号铁粉问你，如何劝年轻人改掉不良的生活习惯？

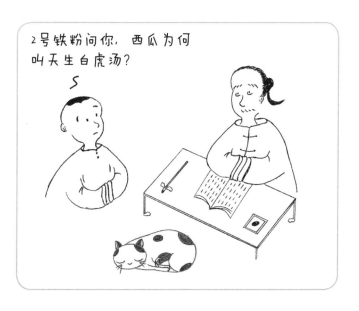

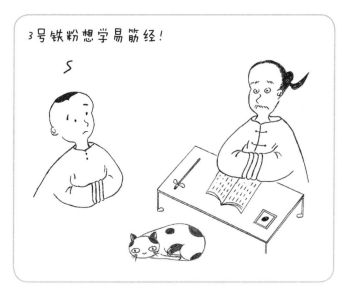

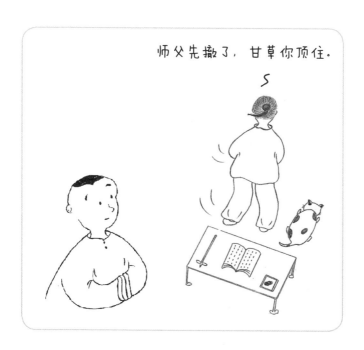

我一直觉得，养生这些事不用劝，因为劝了也没用。道理谁都懂，就是做不做的事儿。

"上士闻道，勤而行之；中士闻道，若存若亡；下士闻道，大笑之，不笑不足以为道。"

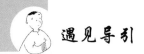

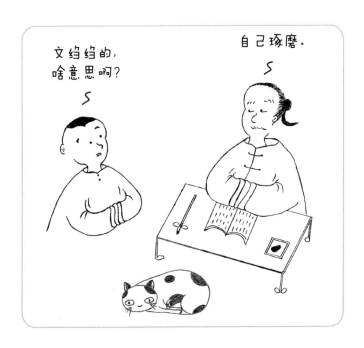

　　说句掏心窝子的话，年轻真的不是用来挥霍的，而是用来积攒的。攒点技术，攒点好朋友，攒个好身板，攒下后半辈子的幸福。

　　上天很公平，给每个人都带着一罐子元气，你烧得太快，先耗完了，就只能看着别人喝小酒吃美食了。

　　麻溜来回答2号铁粉的问题，西瓜为啥叫天生白虎汤？

　　什么季节长什么果，什么时令吃什么菜，自然界几千万年的进化，可不是说着玩的，精准到无可挑剔。西瓜就是夏天的一味好药。

西瓜：性寒，味甘，有清热解暑、生津止渴、利尿除烦的功效。《本经逢原》中记载：西瓜能引心包之热，从小肠、膀胱下泻。能解太阳、阳明热病，故有天生"白虎汤"之称。

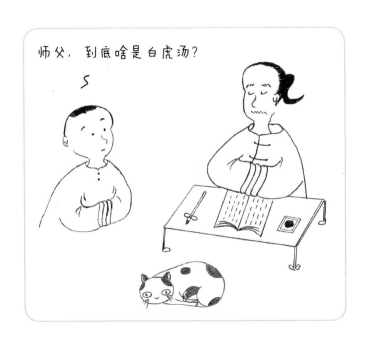

师父，到底啥是白虎汤？

白虎汤，是《伤寒论》中的名方，是著名的清热剂，里面只有四味药，清热生津的石膏、知母，补中益气、制约寒性药物的甘草、粳米。

白虎汤所对应的症状主要是壮热面赤，烦渴引饮，汗出恶热，脉洪大有力，里面的石膏是主力军。

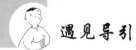

中药里好多清热剂都要用到石膏，好多还非石膏不可，近代医学也反复研究石膏里的东西，化验来、化验去，除了钙质，啥也没验出来。

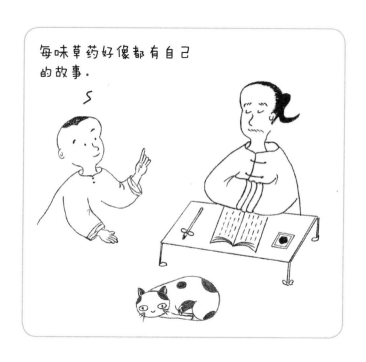

每味草药好像都有自己的故事。

是啊，中药中医不仅仅是治病救人，往深了说，更是一种优秀文化的传承。

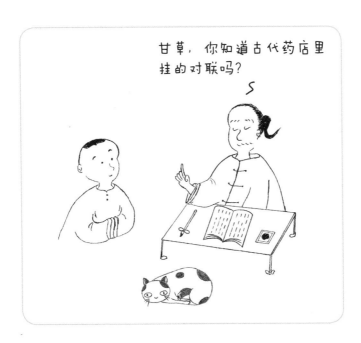

甘草，你知道古代药店里挂的对联吗？

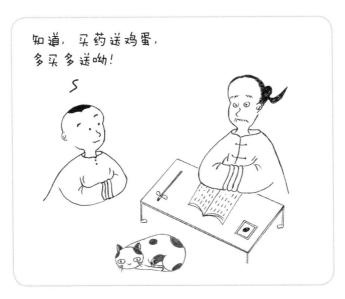

知道，买药送鸡蛋，多买多送呦！

在古代，药店一般都会挂一副对联：但愿世间人无病，宁可架上药生尘；横批，天下平安！

我想，天下喜欢中医的学子，不仅要学药理和医术，更要学习中医的精神之魂，这才是中医的精髓，也是成长为大医的必由之路。

接着说西瓜，把西瓜誉为天生白虎汤，突出了它清热解暑、生津止渴的作用。夏天有点暑热烦闷、不思饮食、口鼻生疮、目赤咽痛等上火症状，吃几块西瓜，顿感清凉。

西瓜性寒，所以最能清暑热。西瓜这种特性，是由它的成长经历决定的，自带家传灭火神器。

粉们去过西瓜地吗？一个个大西瓜，挺着大肚晒着日光浴，小枝叶连西瓜的肚脐都盖不上，在瓜地里晒10来分钟，你就可能发晕。但西瓜喜欢日光浴，晒得越充分，瓜也就越甜。瓜农最怕连阴天，雨水一大，西瓜光长个儿，不增甜度。

西瓜在适应自然界的过程中，在体内集聚了一种能对抗外界因素的物质，表现出来就是性寒味甘。大自然的智慧远远超出我们的智商。

阴凉寒冷地，往往会出产温热的东东，像人参、附子、鹿茸。所以中药治病，调用的是大自然的能量。

这回知道西瓜为啥叫天生白虎汤了吧。夏天吃半个西瓜，相当于喝了小半盆祛暑热的良药。所以，别贪吃呦，尤其不能吃冰西瓜，寒上加凉，脾胃遭殃。

　　西瓜全身都是宝，人家的皮不能随便叫西瓜皮，是鼎鼎大名的"翠衣"，一样是味清热解暑、生津止渴的良药。《丹溪心法》中记载：治口疮甚者，西瓜皮烧灰敷之。

　　西瓜行走江湖多年，还怀揣着一剂绝杀——西瓜霜！被誉为"喉科圣药"，给粉儿介绍下具体做法，感兴趣的，可以自己动手，丰衣足食！

　　农历八月节后，天气风凉，瓜不易烂。取新鲜西瓜，沿蒂头切一厚片作顶盖，挖去瓜瓤及种子，将芒硝（也叫皮硝）填入瓜内，盖上顶盖，用竹签插牢，放入瓦盆内，置阴凉通风处，待析出白霜时，随时刷下，刮下此霜即成西瓜霜（《全国中草药汇编》）。

　　西瓜霜为苦寒攻伐之品，主要疗效是消肿止痛、清热解毒，常用于口舌生疮、咽喉肿痛。用的时候，研成细末，吹敷患处，被吹者要憋住一口气，注意别吸入肺中。半个小时之内不要喝水、吃饭，让药充分发挥作用。西瓜霜苦寒，不利于安胎，孕妇慎用。

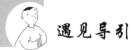

26. 做个盐枕，躺着疗病

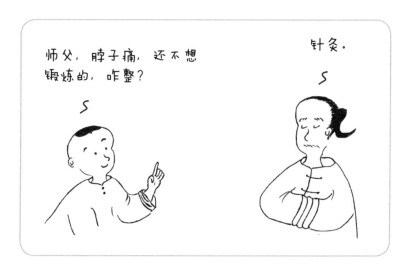

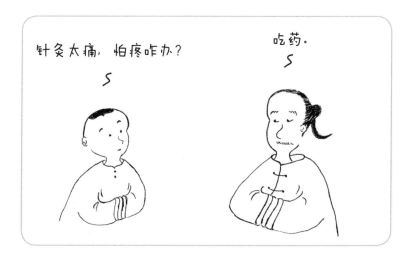

176

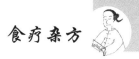

食疗杂方

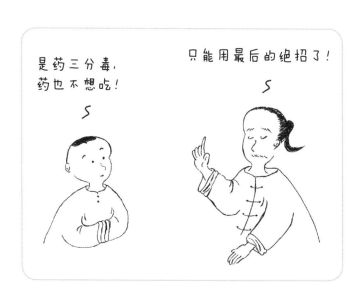

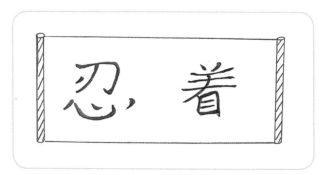

177

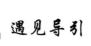

自己身上的病，心里没点数吗

脖子痛想要晋升为颈椎病，也不是一天两天的功夫，就像讲师升教授一样，得慢慢熬，所以颈椎病被称为慢性病。也就是在这个慢慢病变的过程中，脖子曾无数次地提醒你，你也有无数次机会可以预防、控制，只不过你放弃了。

说句实在话，自己身上的病，心里真没点数吗，真就那么大大咧咧的，非得最后哭着喊着去医院排队吗？

脖子痛晋升为颈椎病的三级历程

颈椎病的成长历程，可以用三个字概括：酸、痛、麻，由肌肉到筋脉，再到骨质，层层深入。

酸，是初级状态。脖子及后背经常发酸的时候，你就得注意了。酸是由于肌肉中代谢的垃圾堆积，运不出去，刺激神经末梢产生的感觉。其实是在提醒你，气血循环慢了，营养不够用，垃圾拥堵了，快点活动活动吧。

痛，是中级状态。脖子、后背经常出现酸痛，时而带着头痛，而且经常会落枕，这时候的肌肉、筋膜处于

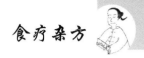

长期营养不良状态，正在逐渐失去弹性，慢慢粘连在一起，不通则痛，由于僵硬而诱发疼痛。

麻，是高级状态。酸和痛如果再发展下去，就会出现窜麻、压痛，这是由脖子痛升级为颈椎病的表现，其实是在告诉你，僵硬的部分越来越瓷实，变成增生了，压迫到神经了。

病来如山倒，其实就是石头摞石头

所谓的病来如山倒，其实是一块石头压下了，紧接着又一块石头，直到最后一颗小石子。在这个过程中，麻溜地改善习惯，趁石头还小就搬掉它，才是最聪明的。

所以古人说，上工治未病，好的医生不会等疾病长成山了，而是在它还是小石头的时候，不用一针一药，利用导引、按摩等方法，就能除掉它。

做个盐枕，躺着疗病

脖子落枕，或者风邪导致的颈项僵痛时，就可以采用盐枕疗法。把粗棉布缝制成圆柱形口袋，用粗盐数

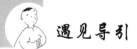

斤，炒热，装在里面，制成颈枕，长短粗细比啤酒瓶稍大，像个小冬瓜，刚好能托垫起颈椎。躺上半个小时后，微微见汗，疼痛顿减。

盐枕凉了，可以重新炒热。粗盐超市有卖，大小如米粒，很方便。热的盐枕上可以垫几层棉布枕巾，根据温度的变化，层层撤掉。

盐不仅是佐餐佳品，更是一味除湿祛痛的良药。《本草纲目》中说，"盐能令肌肤柔韧，可治疮，坚肌骨，祛皮肤风毒，定痛止痒"。

《神农百草经》中记载，"盐可疗疾，坚肌骨，祛毒虫"。热盐可以除湿气，利筋骨，通络祛痛，做成颈枕，还可以调理颈椎的生理曲线，一举两得。

颈椎生理曲线变直，睡这种颈枕可以慢慢调节，刚开始的时候，僵直的脖子不大适应，一周之后你就会爱上这个枕头。

不过根据我经过药枕、茶叶枕、慢回弹枕等多次实验后，发现荞麦皮的颈枕最舒服。能够代代传下来的，一定有它存在的道理。你可以先用热盐枕理疗半个小时，然后再用荞麦皮枕入睡。

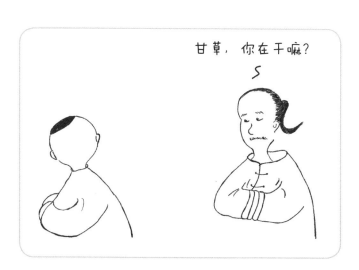

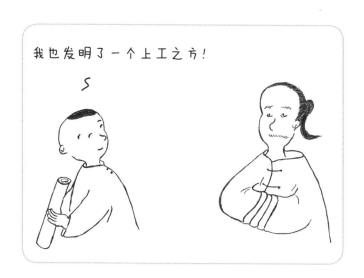

遇见导引

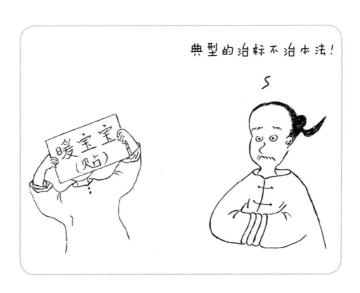

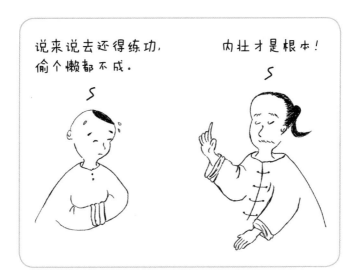

27. 抽筋，痉挛，是缺钙吗

玩命吃钙片，肾兄很烦的

　　抽筋，喝牛奶、晒太阳、吃钙片……还抽筋，还疼，到底咋回事，是缺个"鬼"钙吗？

　　治病和治国一样，要看到主要矛盾，解决主要问题，所以好医生都是好哲学家。

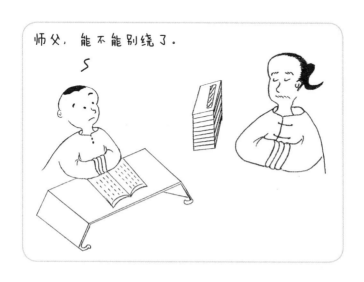

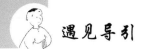

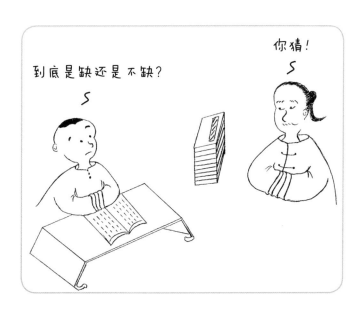

缺钙只是引起抽筋的次要矛盾，不是主要矛盾。不信你仔细检查一下，不光缺钙，还缺维D，缺锌，缺这个，缺那个……

因为运输干线虚弱，供给上不来，虽然一厢情愿地补了一堆钙，结果还是没运进去，反倒加重了肾兄的工作量。

抽筋在中医里属于筋挛、筋缩的范畴。抽筋只是表象，根在血虚不能荣筋，筋燥不得养。

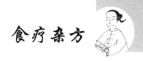

去杖汤，汤好凭的是实力

治疗抽筋，中医里有一剂名方——去杖汤。

去杖汤源于《伤寒论》，人家在《伤寒论》中的大名叫"芍药甘草汤"，专门治疗筋挛急、筋缩等症，后世医家推崇它好用，干脆起了个网红的名字，去杖汤。

这一传，就是一千多年。

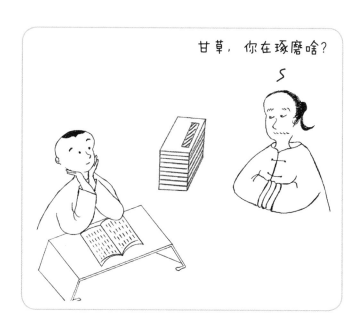

甘草，你在琢磨啥？

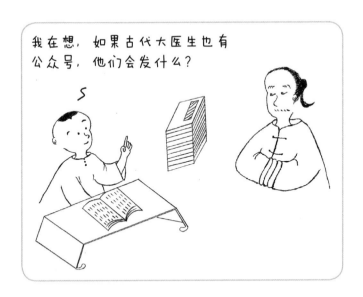

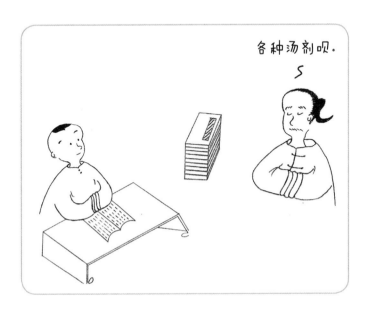

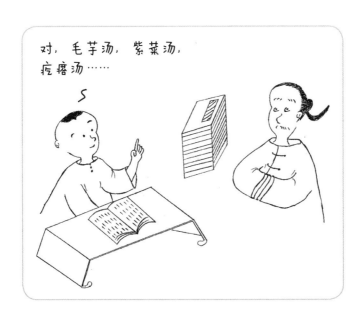

对，毛芋汤，紫菜汤，
疙瘩汤……

　　我最早认识芍药甘草汤，源于自己的亲身体会。

　　大约10年前，锻炼时抻了一下，我的右腿腘窝里面
总是抻着疼，好像里面有东西团在一起，去拍片也没有
看出什么。

　　医生让养着，擦跌打药水，养了半个月也不见好。
这时候经朋友介绍，去看了一位中医，人家给开的方子
就是芍药甘草汤。

　　开始时我半信半疑，因为里面只有两味药，谁知道
能不能治病。抱着试试看的态度吃了几副后，几乎感觉
不到疼了，这时才心服口服。

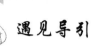

后来学习了刘渡舟先生讲的《伤寒论》才明白，原来筋挛急、筋缩的范围很广，腿抽筋只是其中一个小症状。

刘渡舟先生讲，他在昌黎人民医院曾看过一个患者，大腿根的鼠鼷部位鼓了个包（就是大腿内侧生殖器两旁），像鸡蛋那么大，包一起来脚就伸不开了。

当地医生给他做了穿刺，也没抽出什么东西。刘先生一看他的症状，脉弦、脚伸不开，两脚拘挛病在筋，便用了芍药甘草汤，病很快就好了。

原来，筋拘挛成疝，形成了筋疝，用芍药甘草汤酸甘化阴，能缓解痉挛，畅通血脉，自然就好了。

麻溜上汤，芍药甘草汤方

芍药四两，甘草（炙）四两。上二味㕮咀（fǔ jǔ），以水三升，煮取一升半，去滓，分温三服之。㕮咀，把药物弄碎或锉成末，以便煎服。

这里的芍药要用白芍药。在汉代时，芍药并无白、赤之分，统称芍药。直至宋代，才明确了白赤芍的不同功效。白补而赤泻，白收而赤散。刘渡舟先生在讲《伤寒论》时，指出芍药甘草汤要用白芍。

芍药和甘草相合，酸甘合化为阴，可以养血平肝，缓解筋脉拘挛，善治血脉拘急疼痛，对于因血虚而引起

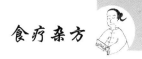

的两足或小腿痉挛疼痛，有不错的效果。

注意啦，汉代经方计量与现代不同，而且是一次把三顿药都熬出来。重点刊登李可老先生在《伤寒论类方汇参》中的剂量对照表。

> 1斤＝16两＝250克
>
> 1两＝15.625克（临床取15克）
>
> 1斗＝2000毫升
>
> 1升＝200毫升

中医治抽筋，是从运输干线上下功夫，血得养，则筋得养。不得不服，这一仗，中医打得很漂亮。

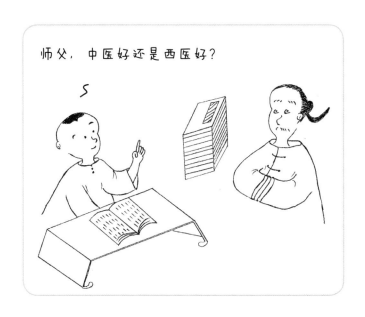

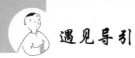

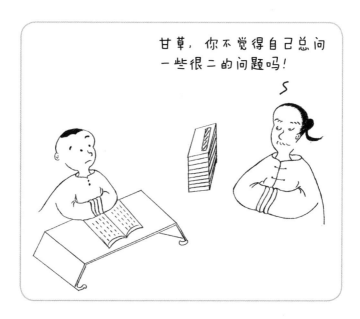

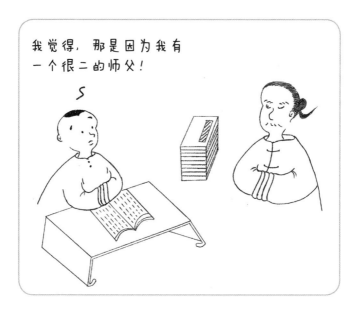

190

　　中医和西医，最完美的相处方式，我认为应该是惺惺相惜。

　　中国古代药王孙思邈曾经说过：凡大医治病，必当安神定志，无欲无求，先发大慈恻隐之心。

　　古希腊医学之父希波克拉底说过：医生有三件法宝，第一是语言，第二是药物，第三是手术刀。

　　美国大医生特鲁多说过：有时去治愈，常常去帮助，总是去安慰。

　　想不明白中西医关系的，上面名言反复读，读懂为止。

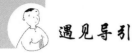
28. 咽炎，久咳，自己动手做款秋梨膏

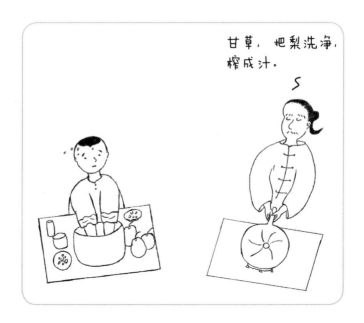

甘草，把百合泡发。

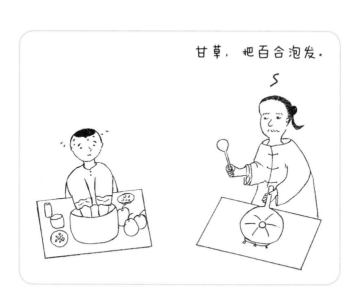

甘草，把姜切成丝。

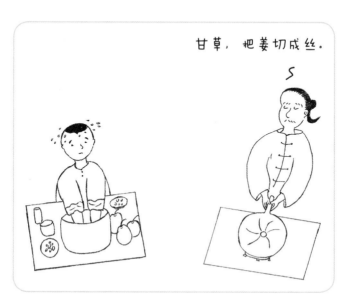

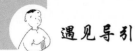

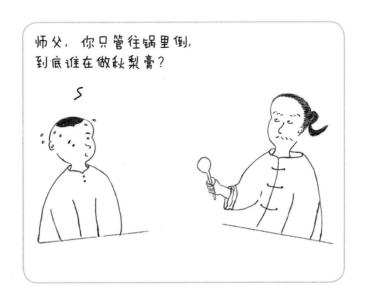

当然是以我为主做秋梨膏喽，我掌管的程序是制作秋梨膏的核心技术环节，要看火候，要凭经验，相当于大厨的地位。

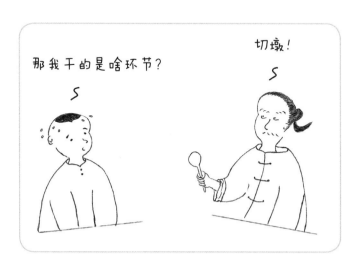

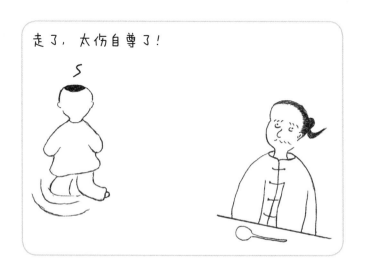

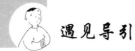

学艺不易，各行各业如此。学手艺、做事情，要从小处着手。古代跟师傅学艺，要先干三年杂活，什么端茶倒水、劈柴做饭啦，什么苦做什么。在这个劳动的过程中，师父会观察你的悟性、品性和眼力，是不是可塑之才。

考察是块材料，再从手艺的基本功练起。以大厨为例，什么切墩啦、配菜啦、颠勺啦，哪个环节都要熟记于心，最后才是掌勺炒菜。这样一点点成长起来的人才，练就了一身硬本领，做事才能有工匠之心。

这世间之事，虽然隔行如隔山，但隔山不隔理，做学问、做管理，都是一样的道理啦！没有这一点一滴干出来的功夫，就不会有洞察世事之心。

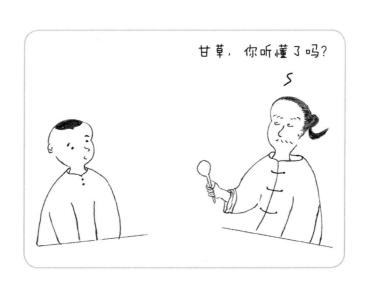

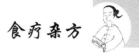

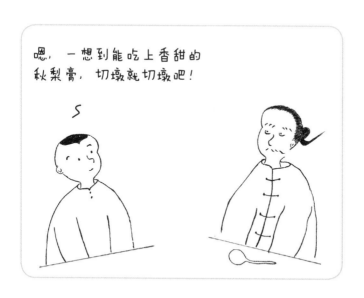

嗯，一想到能吃上香甜的秋梨膏，切墩就切墩吧！

上主菜：秋梨膏

秋梨膏又叫秋梨蜜膏，由宫廷御药逐渐传到民间。《本草求原》中记载了它的原始做法：咳嗽痰多，梨，捣汁用，熬膏亦良，加姜汁、白蜜。

《本草求原》中其实介绍了两种做法。一种是秋梨汁，把梨捣汁，加点姜汁、白蜜共饮，治咳嗽痰多。另一种是秋梨膏，把梨汁、姜汁、白蜜熬成膏，止咳效果亦良，亦良就是更好的意思。

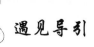

梨，自古以来药食同源的果果，味甘、性凉，入的是肺经和胃经，具有生津、润燥、清热、化痰的功效。《本草纲目》把梨的功效注解为："生者清六腑之热，熟者滋五脏之阴"，翻译过来就是，鲜梨熟梨都是宝。

秋梨膏就是以梨汁为主料，配以其他辅料，熬煮成膏，常常是十几斤梨才能出1斤膏。这款精华的膏膏能滋阴生津、润肺利肠，对咽炎、久咳、口干都有不错的效果。

小手动起来，做款秋梨膏

用料：梨、老冰糖、老姜、百合、白蜜。

梨：4到5个，鸭梨、雪梨都可以。从手感比较来看，鸭梨皮皱，不好削，吃起来渣渣多；雪梨肉嫩且汁液饱满。

老冰糖、老姜适量，百合一把，白蜜少许。老冰糖用水冲洗干净，老姜切丝，百合泡发，白蜜候用（白蜜味纯，不会夺走梨的香气）。

注意啦，我这里用的是老冰糖，而不是一颗颗的单晶白冰糖。单晶白冰糖是由老冰糖提纯脱色而来，营养成分差了很多。

老冰糖为黄色多晶冰糖，是原始的冰糖，中医里入药的就是这种大块黄冰糖。老冰糖入的是肺脾两经，具

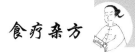

有补中益气、和胃润肺、止咳化痰的作用。

我在这款秋梨膏中还放了百合，是为了增强秋梨膏滋养肺阴的效果。百合性味甘平，具有补中益气、润肺止咳、宁心安神的作用，是治疗肺劳肺虚的要药。

放姜的目的，是为了中和梨的凉性，这样脾胃弱的人群也可以吃这款秋梨膏啦。

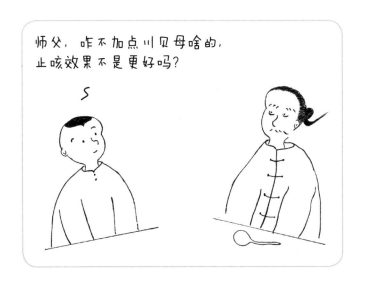

川贝母虽有止咳之效，却不能乱用。川贝母性味苦凉，可以清热散结、止咳化痰，热咳可服用川贝母，但若是寒性咳嗽，服用川贝母就像雪上加霜。

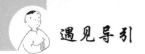

粉儿们还记得咳嗽的种类吗？我在子午流注（三），寅时肺经中讲过。

风寒咳：干咳，晚间多见。痰色白，稀薄，鼻塞，流清涕，咽喉痒，口不干，舌淡苔胖。可选用杏苏止咳糖浆。

风热咳：痰黄黏稠，口干咽痛，舌红苔黄，严重时伴有发烧头痛。枇杷膏、急支糖浆、蛇胆川贝液，都是不错的选择。

肺热咳：干咳无痰，或痰少不易咳出，鼻唇干燥，咽干喉痒。可选用鲜竹沥、牛黄蛇胆川贝液。

气虚咳：咳嗽无力，痰白清稀，气短懒言，面色白。可选用补中益气口服液。

痰湿咳：因为其他脏器疾病牵连肺部引起咳嗽，比如消化道病引起的咳嗽，可选用橘红痰颗粒、二陈颗粒。

症状不同，用药不同，效果也就不同呦。

来做秋梨膏

梨洗净后，榨汁。没有榨汁机的，可以先把梨搓成梨蓉，然后挤出梨汁。

将梨汁倒入铁锅，同时加入老冰糖、姜丝、泡发的百合，大火烧开后，即转小火慢慢熬。

约10分钟，把姜丝取出，这样秋梨膏就不会辛辣，脾胃特虚寒的，姜丝还可以多熬煮一会。大约半小时左右，取出百合。40分钟后，熬煮好的秋梨汁只剩下一半了，只是浓汁，并不黏稠。

加入少量蜂蜜继续小火熬煮，这时候要不停地搅动，会有很多泡泡冒出来，熬煮3到5分钟，当泡泡越来越小时关火。

这种做法相当于中药水蜜煎剂的做法，膏滋浓厚，味道如九曲回旋，回味无穷。

我做的这款秋梨膏是比较大众的，正好适合秋燥润肺、生津养阴，有慢性咽炎的粉儿，可以小口含服，也可以冲水喝。血糖高的，或大便溏泄的，就饱饱眼福吧，口福就免啦！

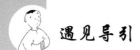

29. 自制陈皮水煎，止风寒咳嗽

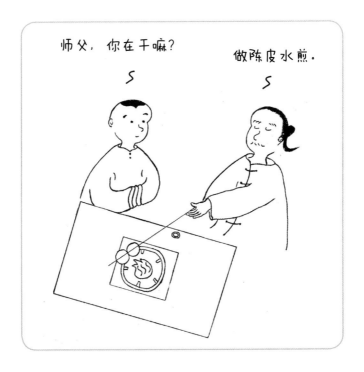

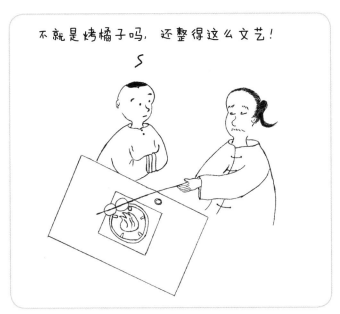

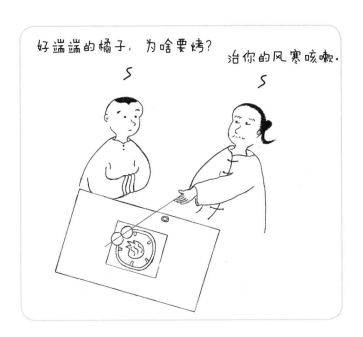

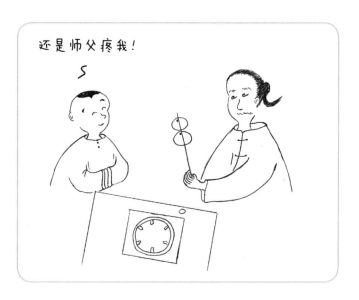

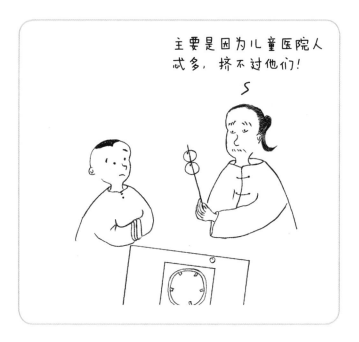

陈皮，中药里的草根英雄

为人父母，为人子女，不可不学点医理之术，以备应急之用。数九寒冬，最让人头痛的，就是风寒咳嗽，一冷一热交替，咽喉要道成了众矢之地。

在偶感风寒咳嗽初期，或者是感冒发烧后期顽固性咳嗽，可以试着自制单味陈皮水煎，是一剂不错的止咳良方。

陈皮就是风干后的柑橘皮。鲜嫩橙黄是它年轻时的模样；满脸黄褐、干巴皱瘪是它久炼成药的风骨。

可别小看这种干巴巴、不起眼的陈皮，人家可在中医药史上立过赫赫战功，是统帅三军的草根英雄。

陈皮宜五脏，统治百病，具有理气、燥湿、健胃、祛痰、止咳的功效。历代中医喜欢以陈皮入药，著名的"二陈汤""陈皮半夏汤"中，陈皮就是燥湿化痰，理气和中的主力军。

《日用本草》中说：橘皮，能散能泻，能温能补，能消膈气，化痰涎，和脾止嗽，通五淋。中酒呕吐恶心，煎饮之效。

《本草纲目》中记载：橘皮，苦能泻能燥，辛能散，温能和。其治百病，总是取其理气燥湿之功，同补药则补，同泻药则泻，同升药则升，同降药则降。

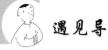

太多的表扬，就不一一列举了。

不是所有的柑橘皮都可以成为好陈皮，得选那种饱满、皮厚、熟透的柑橘，关键是要有自然之力的打磨，经过反复晾晒、烘干，橘皮中刺激性挥发油含量大大减少，而黄酮类化合物相对增加，这时陈皮的药性才能发挥出来。

黄酮类物质是个现代词，这种东东广泛存在于多种植物中，是许多中草药的有效成分。它就像催化剂和媒婆，促进药理反应的发生。

百度上的最新研究说，黄酮类物质具有抗氧化、抗癌、抗菌、抗炎症、抗过敏等功能，又是弱雌激素，对肿瘤、衰老、心血管病、更年期综合征等具有重要的治疗和预防意义。总之就是一个字，非常好！

但是我一直弄不明白，在古代，没有实验室，没有成分分析仪，没有检测设备，我们的中医前辈们是怎么知道如何炮制这些草药，如何发挥它的药性，辣么精确地辨证配伍的呢？或许，匠心极致，便是出神入化！

祛风寒陈皮小方

如果能买到不错的广陈皮，就直接做一剂祛风寒感冒和咳嗽的小验方。

广陈皮15克，炒过的红枣5枚（掰开），生姜5到8片，红糖适量，先煮陈皮15分钟，然后放入红枣、生姜

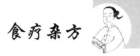

和红糖，再煮5分钟，趁热喝，微微发汗最好。

陈皮性温，燥湿化痰、理气健脾，大枣、生姜、红糖祛风寒、补血行气，炖成小汤一起喝，病祛一半。

自制陈皮水煎

如果手头没有现成的陈皮，也可以分分钟自制陈皮。挑饱满成熟的柑橘，把柑橘清洗干净，用温水泡一会儿，祛除残留的农药。

用签子穿起柑橘，把灶火调到最小，在小火上面慢慢翻烤，也可以架在铁丝网上烤，或者放在烧热的铁锅里慢慢滚动。烤至表皮微焦，放凉后，连橘皮带果肉一起吃，每天吃一到两个。

烤橘皮的过程，就是快速烘干，挥发橘皮中刺激性物质，析出药性成分，让橘皮变陈皮的过程。橘子含有大量的水分，橘皮一边烤，一边被里面的水分熬煎，所以，烤好的橘子就是单味陈皮水煎。

烤橘子要整个吃，烤制后的陈皮可以健脾和胃、理气止咳；里面白色橘络本身也是一味好药，具有通络化痰、顺气活血的作用；橘肉富含维C，可以增强细胞免疫力。

自制陈皮水煎虽然不比陈皮好，但总比大半夜咳得肺疼、满世界找药店强。

这个陈皮水煎不仅适合风寒咳嗽，而且也适合平时脾胃虚弱的人群。橘子烤后，减少了对肠胃的刺激，增加了养胃健脾的效果，所以是脾胃的保健果。

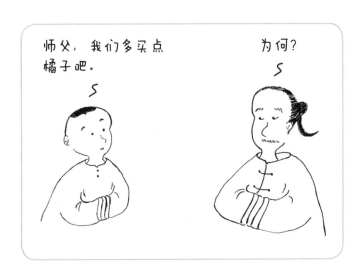

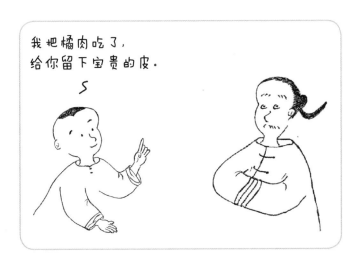

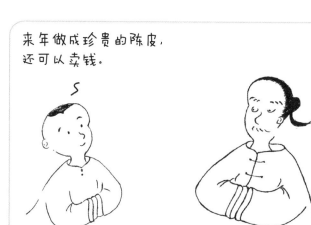

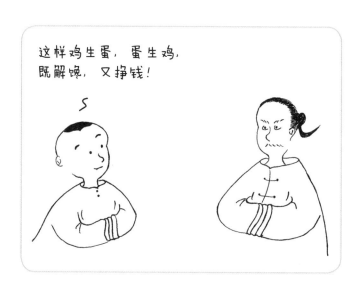

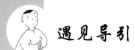

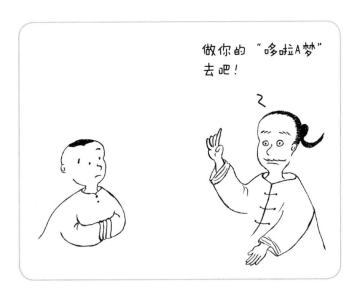

30. 尿频，肾虚，腰酸，煲碗芡实羊肉汤

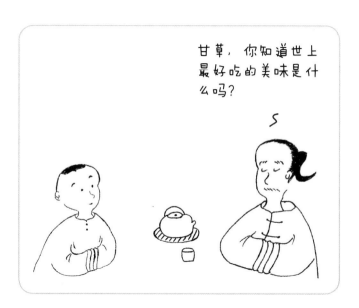

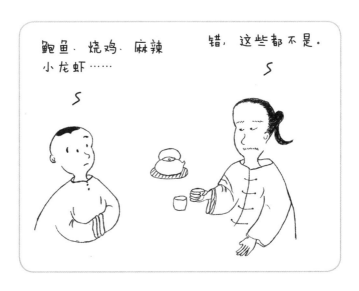

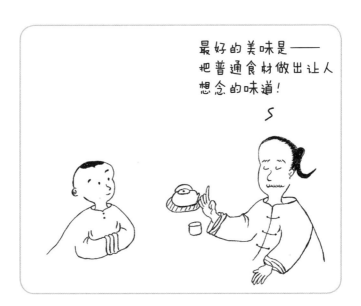

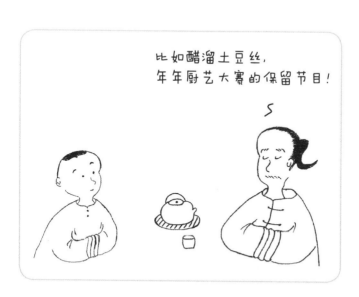

比如醋溜土豆丝，
年年厨艺大赛的保留节目！

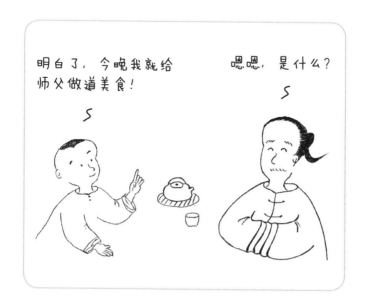

明白了，今晚我就给
师父做道美食！

嗯嗯，是什么？

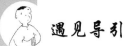
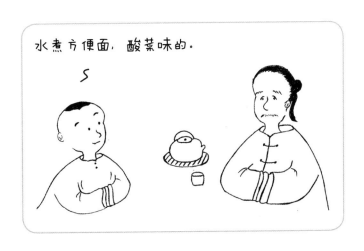

夜尿多，可不是个小麻烦

估计吃瓜群众有过体会，晚上睡得正香，一泡尿给憋醒了，尤其在寒冷的冬夜，上厕所，不上厕所……这叫一个纠结。憋着不去，连后面的梦都是找厕所。

夜尿多，不见得都是泌尿系统的毛病，有一种常见的是心脏功能减弱，回血能力差。

白天受体位影响，水分就沉在下面；到了晚上，人像个放倒的大水瓶，于是夜尿就多了起来。下午或傍晚时轻微运动，可以减少这种夜尿。运动，一方面可以加速水液的代谢，另一方面可以保持心脏的动力。

由肾虚导致的夜尿多，多伴有腰酸乏力、四肢酸软，这是肾对水液的固摄功能出了问题。

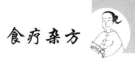

肾阳虚、肾阴虚，这个题目有点绕

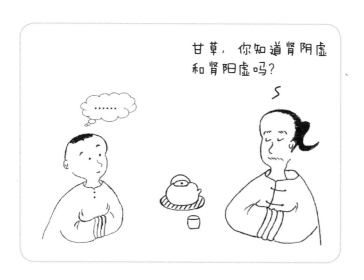

甘草，你知道肾阴虚
和肾阳虚吗？

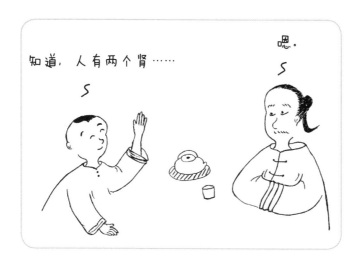

知道，人有两个肾……

嗯。

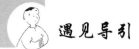

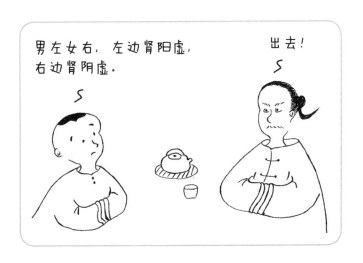

肾阳虚、肾阴虚，确实有点绕，不都是个虚吗，咋还这么矫情。因为它们症状确实不同，又相互连带。

肾阴虚是由于消耗的物质过多，内空而虚。阴虚生内热，表现为五心烦热（手心、脚心、心口）、容易盗汗、头晕耳鸣等。

肾阳虚是由于肾气的推动能力减弱，导致功能下降。阳虚生外寒，面色虚白，畏寒怕冷，手脚冰凉、大便稀薄。

他们共同的表现是腰酸乏力、四肢酸软、性欲减退、夜尿频多。

你就这么想，就那么点宝贵的肾精，要是耗没了，阴的、阳的、男的、女的，都得虚。

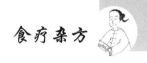

上碗羊肉芡实汤

羊肉半斤，芡实50克，大枣5枚（炒过，掰开）一起煮汤，加入适当佐料和盐，喝汤、吃肉、吃芡实，连着吃5天，肾虚、夜尿多的症状便会缓解。

芡实，又叫鸡头米，主要的功用是补脾止泻、固肾涩精。人家也是中药里的元老，好的赞誉一大堆。

《神农本草经》将芡实列为上品，称它能益精气，令耳目聪明，久服轻身不饥，耐老神仙。

《滇南本草》中记载：芡实能止渴益肾，治小便不禁、遗精、白浊、带下。很多固精缩尿的方子都会用到芡实。

羊肉是药食同源的动物药，能够更深地补精血，温补肝肾，经常用来治疗肾虚造成的腰膝酸软、腹部冷痛等。

炒过的大枣咱们在止痒毛芋汤中说过，有健脾、益气、补血的功效。

这个汤要加盐，因为盐也有固涩作用，而且口感也好。

不喜欢吃羊肉的，可以熬芡实粥。芡实和大米各一半，提前把芡实泡半天，然后一起下锅熬粥，可以经常喝。

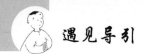

再推荐一个止慢性泄泻的小方

　　芡实、莲肉、淮山药、白扁豆等分，磨研成细粉，加白糖蒸熟当点心吃。

　　如果觉得磨粉麻烦，也可以买鲜淮山药，上面四物和大米一起熬粥喝，粥快熟时再放山药。

　　芡实固涩收敛，平时有腹胀或者便秘的人群尽量少吃。

31. 花椒，消宿食，治痔疮，祛阴痒，本是药中侠，常做烹中仙

如遇"椒房之宠"，就嫁了吧

今天聊花椒，从头医到脚，药用价值大大的。开聊之前，先说点让女孩们开心的事。

电视剧《甄嬛传》中，有一段椒房之宠。甄嬛侍奉皇上后，皇上命人把碎玉轩的墙刷成"椒墙"，让嫔妃们嫉妒的眼球发紫，除皇上大婚，几乎无人受此恩宠。

椒房到底是个什么恩宠呢？椒房里的椒，就是花椒。椒房，曾是汉代皇后居住的宫殿，以椒和泥涂壁，使温暖、芳香，并象征多子。用花椒和泥涂墙，是一个浩大的工程，是打心底流露的自然挚爱。

如果姑娘们遇到一个肯为你刷墙，还知道椒房寓意的男子，就麻溜嫁了吧。最起码这个男孩知书勤快，打心里爱你，还懂点中医，后半生有个头疼脑热的，你都可以托付了。

遇见导引

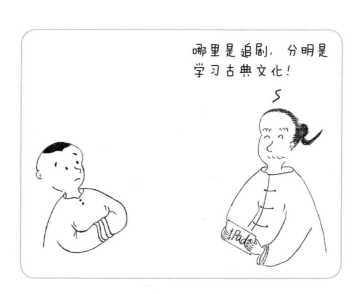

220

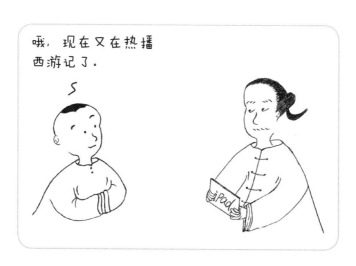

哦，现在又在热播
西游记了。

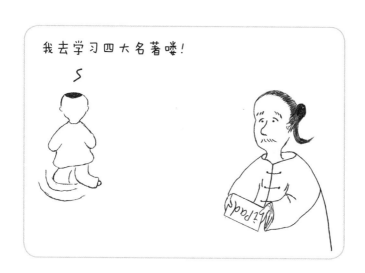

我去学习四大名著喽！

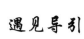

花椒，本是药中侠，常作烹中仙

花椒，又叫蜀椒，巴椒……再看到这些名字，别认为是辣椒了。

花椒最原始的身份，是药中之侠，经常出入药堂，后来慢慢的、慢慢的，和大料成双结对，成为调料品中的哼哈二仙，谁家也离不了。

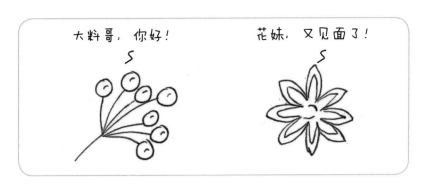

花椒做调料，只是用了它香气的一角，人家在医药中的段子，可多去了。

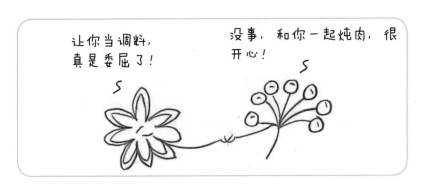

花椒性味温、辛，入脾、胃、肾经。《神农本草经》中记载：主风邪气，温中，除寒痹，坚齿发，明目。主邪气咳逆，温中，逐骨节皮肤死肌，寒湿痹痛，下气……

《本草纲目》中说：散寒除湿，解郁结，消宿食，通三焦，温脾胃，杀蛔虫，止泄泻……

日本的科学家利用各种仪器，吭哧吭哧地研究半天，发现了花椒中有抑制白发生长的成分，于是将它提炼出来，生产出了防止白发的护发剂。

其实，早在《神农本草经》中就已记载："蜀椒行水益精，久服头不白，轻身增年。"

科学家们还研究出，花椒的挥发油能杀灭11种皮肤癣菌和4种深部真菌。

其中，有两种非常特殊的成分：月桂氮卓酮和二甲基亚砜，可以进入真菌细胞内加速它死亡。早在《别录》中就已记载：蜀椒，杀虫鱼毒，散风邪瘕结，开腠理，通血脉……

说来说去，是要告诉亲们一句肺腑之言，学习中医，要读经典。经典之方，经过了上千年的临床实践，是代代中医智慧的结晶。

生活中的花椒妙用

妙用一：脾胃虚弱，腹胀积食，消化不良

花椒一把，大约一两，棉纱布包好，系紧，加水煮开10分钟（让里面的物质充分挥发），放温热后，用这个热水泡脚20分钟，没过脚踝，水温后再加热。

花椒可以散寒除湿，消宿食，通三焦，温脾胃，花椒水泡脚，可以祛湿散寒，活血通络，驱除体内寒气，上病下治。

花椒杀真菌，泡脚还能祛脚癣，一招两用。

妙用二：阴痒不可忍

源于清代《医级宝鉴》中的椒茱汤。治妇人阴痒不可忍，花椒、吴茱萸各一两，蛇床子、藜芦，陈茶一撮，煨盐二两，水煎熏洗。

方中蛇床子、藜芦用量原缺，后世增补为蛇床一两，藜芦五钱；煨盐就是炒过的盐。

阴痒多源于真菌和细菌，花椒在上面的方中是主药，主风邪气，杀虫鱼毒，散风邪瘕结，所以这个方子很实用。

如果找不齐那么多味药，可以就用花椒和煨盐，阴痒时，每天熏洗3~4次，效果也不错。

妙用三：治齿疼

源于北宋的《圣惠方》。川椒一两（去目），捣罗为末，以和白面丸如皂角子大，烧令热，于所痛处咬之。

花椒去目，就是把里面的小黑子去掉，那个叫椒目，和花椒的药性不同，性味辛、苦，走的是脾和膀胱经，有宣肺理气，利湿除满的作用。

把捣碎的花椒末和白面和成小丸，像皂角子那么大，皂角子是长椭圆形的，大小像个小香瓜子，咬在牙疼处即可。

妙用四：治鸡眼

花椒一小撮，紫皮独头蒜一头，共捣烂如泥，涂于纯棉纱布上，敷于患处，胶布固定，一天换药一次。

妙用五：治痔疮

先熬花椒汤，做法类似泡脚。先用花椒汤的热气熏蒸痔疮，待汤凉至手感合适时，再用热汤清洗，每天1～2次。

花椒有温中止痛、驱湿散热的功效，能促进痔疮康复。

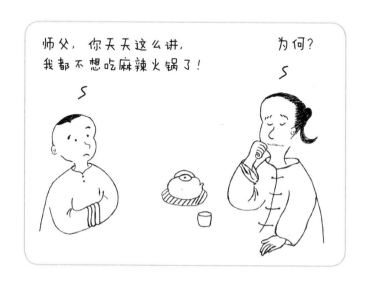

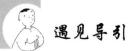 遇见导引

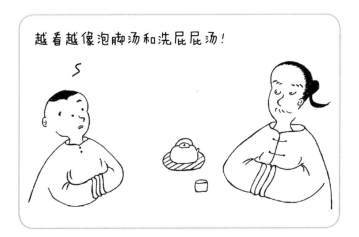

32. 藿香正气，家用药的首席执行官，
从头到脚都管

前两天，北京开启了烤箱模式，空气都是烫的，大中午的奔波在路上，感觉自己像一只会行走的烤鸭。还好俺有祖传秘方，让我和甘草得以平安度过。

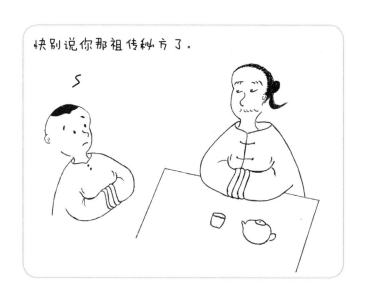

快别说你那祖传秘方了。

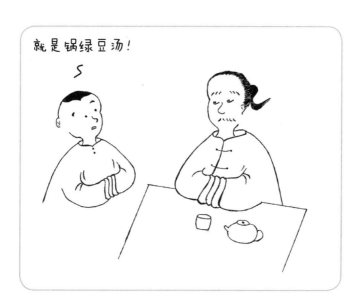

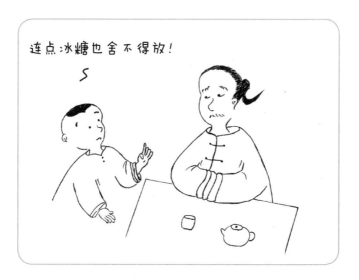

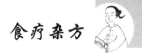

绿豆汤是夏天的宝，也是儿时的味道。我们小时候上学，谁要是带个军用水壶，里面装上放点冰糖的绿豆汤，不亚于带了盒哈根达斯冰淇淋。

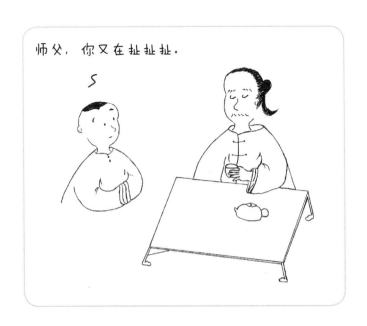

不往远扯了，直奔主题，介绍盛夏家家必备的绝杀，藿香正气。说起藿香正气，大家第一反应一准儿就是，祛暑热良药。

没错，藿香正气带着一身正气走天涯，解表和中、理气化湿是强项，尤其是对付暑湿感冒、肠胃感冒和空调病，一小瓶藿香正气水下肚，立竿见影。

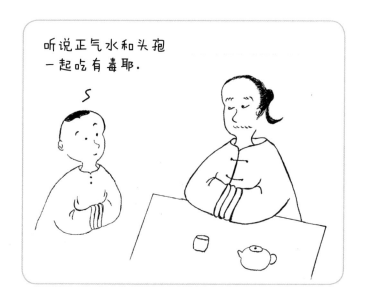

听说正气水和头孢一起吃有毒耶。

确实有毒，但这个毒是咋来的呢？

先来验明正身。正气水的组成有藿香、茯苓、大腹皮、紫苏叶、白芷、橘皮、桔梗、白术、厚朴（姜炙）、法半夏、甘草等。仔细掰扯掰扯，哪味药也没毒啊，都是正经出身啊。

关键就出在这个"水"上，藿香正气水可不是普通的水，而是酊剂，就是用来溶解药的酒精啦。

正气水里大约含50%的乙醇，啥概念呢，就是你喝两支正气水，相当于干了两小小杯白酒，所以酒驾是肯定了啦。

如果不是酒精过敏，一般人也能承受这个酒量。通过肝工厂，把乙醇变为乙醛，再通过乙醛脱氢酶这个媒婆，华丽转身为乙酸，就成为身体的好能源物质啦。

关键是如果这个酒刚好遇到了头孢，就会发生双硫仑反应。

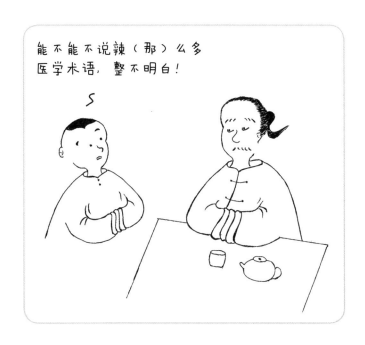

简单地说，就是乙醛不能弃暗投明了，变不成乙酸啦，因为头孢给媒婆压制住了。乙醛是有毒的，就开始危害器官了，个人体质不同，轻重反应也不一样。

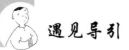

不光头孢能管住媒婆，它还有十几个梁山兄弟，像甲硝唑、苯乙双胍等，都是一伙的，专门打击保媒拉纤儿的事。

所以，梁山兄弟不好惹，里面的水深着呢。惹不起，就得躲，以后吃药就别喝酒啦，免得伤心、伤肝、伤肺的。

藿香正气有水剂，有胶囊，还有滴丸等，一大家子人呢，里面数正气水的效果最骏烈，不能喝酒的，就各自选择啦。

如果只是鼻塞、咳嗽这些症状时，喝藿香正气水的效果跟喝红糖水差不多；当感冒出现了呕吐、腹泻、发烧等这些个症状时，这时候正气水才能发挥大将作用，立竿见影。

藿香正气出身名门，是以二陈汤为基础，再配以疏解外感及调整胃肠的药剂而成。主药是藿香，调正胃气，辟恶止呕；紫苏桔梗，散寒发表邪；陈皮半夏，祛痰止咳；苓术甘草，益脾去湿，补宜正气。正气通畅，所以邪逆自除。

在数百年的临床实践中，医生们发现，用藿香正气治感冒，真是大材小用了，它简直就像个全科医生，从上到下，里里外外全管。

剧透几种好用的方法，麻溜收了吧，男女老幼都用得上。

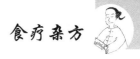

妙用一，治癣病

手足癣、头癣、体癣等老烦人了，尤其是那个头癣，走到哪都像背着一身米糠，再精神利落的姑娘、小伙，摊上个头癣，老恶心人了。

这个时候，藿香正气水上阵。临床试验发现，正气水中的藿香、紫苏、白芷、桔梗等，对十几种癣菌和真菌都有较强的抑制作用。用起来也很方便，用藿香正气水涂擦患处即可，一天数次。

妙用二，治疖子

老百姓又叫它火疖子，专门爱长在脸面上和犄角旮旯的地儿，像胳肢窝、屁股啦，多是油脂旺盛和受压的部位，像个小火山一样，小疖子下面有很深的脓火，很疼，很难看。

身体里面有湿热，再加上点外邪，就容易搞出个火疖子。导致疖子的外邪多是葡萄球菌感染，方中的紫苏等成分能有效抑制葡萄球菌。用的时候，外涂正气水，一天数次；火疖子厉害的时候，再加上内服藿香正气，以助除湿热。

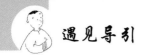

妙用三，治荨麻疹

荨麻疹很常见了，几乎人人都中过招，发作的时候皮肤极痒，会出现大小不等的红色或白色风团，受风或是在潮湿的环境中更容易犯。

不用着急，还是交给藿香正气水啦，用1:1兑过水的正气水擦洗患处，皮肤越敏感，兑的水也就越多。

妙用四，治痱子

小孩子夏天最容易出痱子，出习惯了，几乎每年都在固定地方长。洗澡的时候，往澡盆里加半只正气水，就能预防痱子啦。如果已经起了痱子，就用1:1兑过水的正气水擦洗患处，年龄越小，兑的水也就越多。

妙用五，治水土不服

一般的水土不服表现为消化不良或者上吐下泻，这时候用藿香正气水，效果出奇得好。我每次出差都会带上两支，虽然我从来没有水土不服过，但是心里踏实。

好啦，藿香正气的妙用就盘点到这。

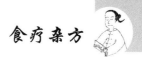

33. 乌梅，名家医方里的孤胆英雄

我一直对乌梅怀有敬畏之心。黑不溜秋的一个小东西，备受历代名医大咖们推崇，而且还进得了皇家御膳房，下得了平民小厨房。

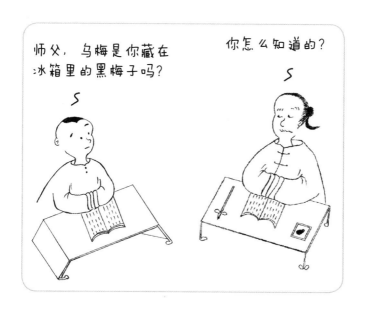

235

遇见导引

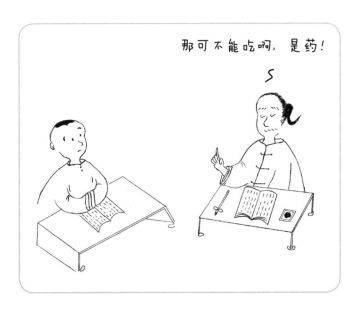

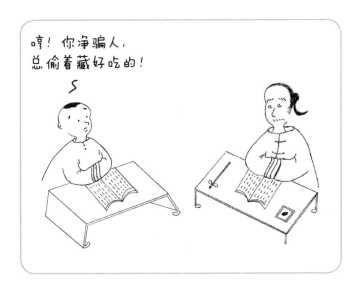

236

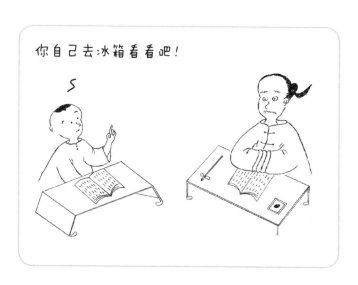

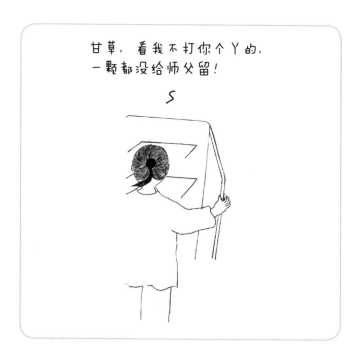

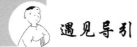

遇见导引

乌梅是药食同源的超级典范，经常是孤身入敌，带着一把白糖，就把病源打得溃不成军。

最有名的战役要数治温病的"乌梅白糖饮"。这场战斗，民国名医彭子益先生在他的《圆运动的古中医学》中论述的清楚明白。

先来说说啥是温病。温病的范围非常广，除风寒性质以外的急性热病，基本上都归温病管辖。

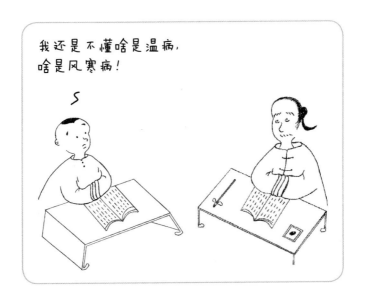

这么说吧，温病有几个主要特点：

一是起病急，传病快。上来就是头痛、浑身疼，那些个打喷嚏、流鼻涕啥的前奏都省了。

238

二是先恶寒，后发热。先是怕冷，然后就发烧。发热之后但热不寒，发烧后就不再怕冷了。继而，神智昏迷或精神倦怠。

三是舌无苔，脉洪虚。舌头上没啥舌苔。脉虚浮，躁急模糊，轻按的时候感觉强，重按下去又弱又模糊。

符合上面的特征，基本上就是温病了，而且是虚证多、实证少的那种。

彭子益先生在治疗这种温病上手法独特，和其他医家不一样。好多医家解释，温病，是之前受的寒气，伏藏人体，交春变为温毒，更应该用药散之、清之。

彭子益先生不这么认为。他在《圆运动的古中医学》里说，温病，虽然是人身本气自病，但必须是人体感受到了大气的疏泄偏颇，从而影响人体内气失衡。

这种失衡其实是一种内在的虚热，身体并没有多余的火，而是肝火啊、胆火啊……该降的不降，该升的不升。这时候出现的发烧、体痛，都是因为虚火浮游而出现的症状。

所以，温病的治疗方法和受寒邪发烧的方法不同。对于上述症状的温病初期，彭子益先生采用的是调整肝木疏泄，外敛浮火。用的方子就是神奇的乌梅汤，也就是老百姓常说的酸梅汤。

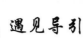

上高汤：乌梅汤方

乌梅汤：肥乌梅5枚，白糖一两。大火煮开乌梅，小火煮约半小时，煮好后，放入白糖即服。

乌梅奇酸，性收敛，却不涩，能生津液，不但可以收敛浮火，而且还大补木气。白糖补中益气，但又不滞腻，与乌梅的酸甘生阴，最适合温病的虚证。

这个乌梅汤对的病症是纯温病，而且是虚证多，实证少；如果是实证多，就要用别的药了。

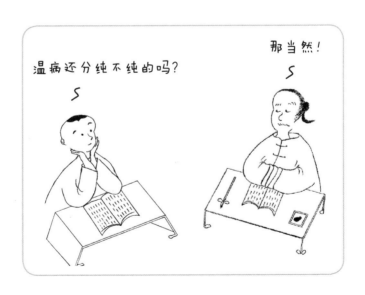

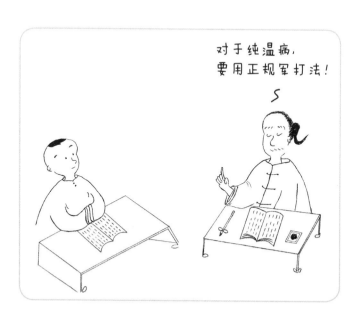

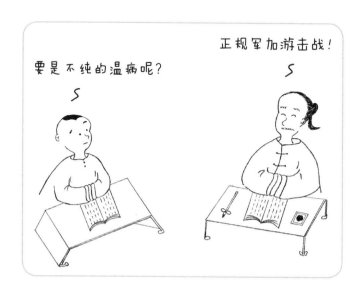

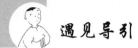

不纯的温病，常常是兼感寒温病，还外感了一些寒邪。症状是发热之后仍兼感寒，发热之后还怕冷。

这个时候，在乌梅汤里加绿薄荷一到二钱就可以了，薄荷有助于打开闭束的卫气。

彭子益先生在《圆运动的古中医学》里，还列举了"乌梅白糖汤治愈温病发热十五案"。

"山西阳曲县何科长，春间病外感，满身疼痛，恶寒发热，脉象洪数，重按模糊。此温病。用乌梅汤，温服一大碗，汗出而愈。后据何先生自己说，去年也是这个病，找其他大夫看的，两个月才好"。

好多医案故事，不说了，粉们自己买本《圆运动的古中医学》书学习吧。乌梅汤治温病，只是人家的药用一角，乌梅的故事还多去了！

治暑热

彭子益："暑月热极之时，心慌意乱，坐卧不安，面红肤热，身软无力，不思饮食，舌净无苔，或舌色满红，此暑火不降，木气失根也。方用乌梅5大枚，冰糖2两，煎汤热服，酸甘相得，痛饮一碗立愈……暑月发热，乌梅白糖汤特效。"乌梅汤治暑热时，白糖换为冰糖。

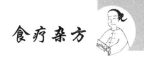

食疗杂方

治久咳

《本草纲目》：治久咳不已，乌梅肉（微炒）、御米壳（去筋膜，蜜炒）。等分为末。每服二钱，睡时蜜汤调下。

御米壳，就是干的罂粟壳，具有止咳防泻的作用，在多种止咳药物中都有。乌梅具有敛肺、涩肠、生津、安蛔之功效，常用于肺虚久咳。

乌梅的故事咱就先聊到这。

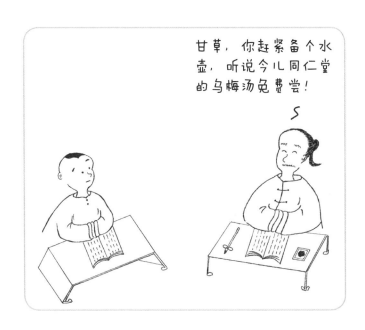

我和甘草赶紧去排队了。

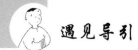

遇见导引

34. 蒲公英，治眼疾，消乳痈，祛腮腺炎，百草中的无名英雄

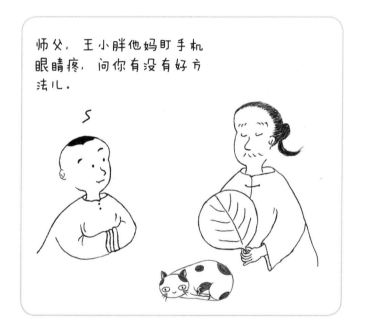

244

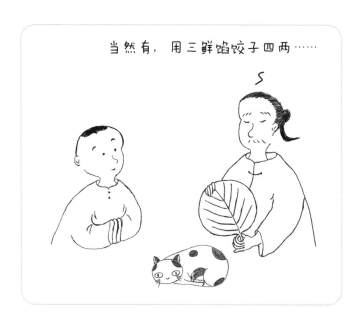

当然有，用三鲜馅饺子四两……

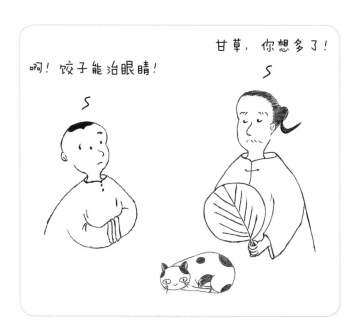

甘草，你想多了！

啊！饺子能治眼睛！

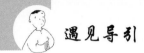

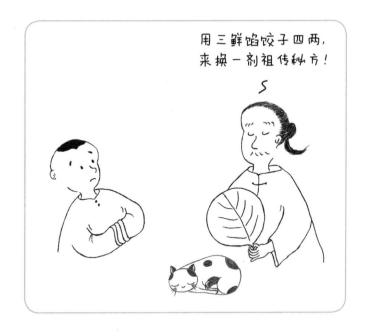

今天来聊蒲公英，这是我小时候认识的第一味中草药。

我打小体弱多病，人送外号"药罐子"，凡是有个流感啥的，一准儿少不了我。大概八九岁时，班里流行肿腮炸，就是腮腺炎，我也首当其冲的中招了。

我的外婆，半个大夫马老太太，也不知道从哪挖回来一篮子野草，连根带叶的，捣碎了给我敷在脸上，还坚持给我煮野草汤喝。

还别说，我是一堆中枪童靴中好得最快的那个，后来才知道，这一篮子野草就是鲜蒲公英。

腮腺炎其实是一种温病，冬温后天时不正，就容易流行，小孩最容易中招。邪毒从体表进入，瘀积在腮

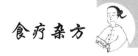

部，热毒化火，还会发热、乏力、厌食、头痛。

清热解毒是蒲公英的绝杀，从孙思邈到李时珍，历代医家对它赞不绝口。

《本草备要》中说它：化热毒，解食毒，消肿核。《名医别录》记载：消热毒，散恶血……捣末同鸡子白，涂一切热毒痈肿。

治腮腺炎的时候，鲜蒲公英1两（约30克，1斤16两），捣成糊状，加1个蛋清搅匀，外敷患处，每天换药一次。

这里为啥要用鸡蛋清和药呢？我在咽喉肿痛苦酒汤中特意讲了鸡子白，就是鸡蛋清，一味好药，能散淤肿。古代上刑打完闷板子，就是蛋清慢慢揉开淤血。用蛋清敷蒲公英，散瘀止痛事半功倍。

外用的同时，内服蒲公英汤，内外兼治，祛热毒的效果最好。鲜蒲公英2两，如果是干药就减半，煮煎成两碗，早晚各一碗。内服蒲公英不仅能杀菌解毒，而且特别擅长清胃热。

腮腺炎发作时，胃里会积热，厌食没食欲，蒲公英走的是肝、胃之经，清胃火是它的拿手戏，而且不伤胃气。

来聊下一个话题，蒲公英治眼疾

清代名医张锡纯在它的《医学衷中参西录》里，把

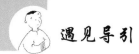

蒲公英治眼疾排在第一位，而且是一剂单味方——蒲公英汤：鲜蒲公英四两（约120克，1斤16两），根叶茎花皆可用，如果没有新鲜的，干品只要二两即可。煎汤两大碗，温服一碗、余一碗趁热熏洗。

张先生称蒲公英是治疗眼疾的良方，"治眼疾肿疼，或胬肉遮睛，或赤脉络目，或目疼连脑，或羞明多泪，一切虚火实热之证"。也就是说无论辨证虚热或实热，皆可使用，而且在临床上"屡试皆效，甚是奇异，诚良方也"。蒲公英汤也成了张锡纯先生治眼疾的第一方。

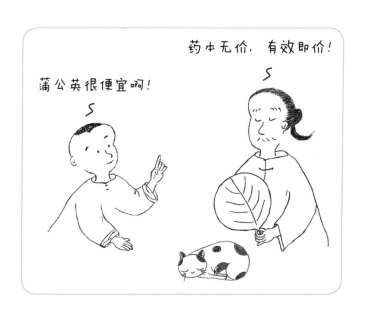

　　药能治病，从来都不是靠价钱。每味药都汲取了日月精华，都是自然娇子，只要把它们用到该用的地方，哪个都是英雄。

　　药和人是一个道理，每个人都是独一无二的，挖掘自己的潜能和才干，做有意义欢喜的事，无问西东，做到极致，成就最珍贵的那个你！

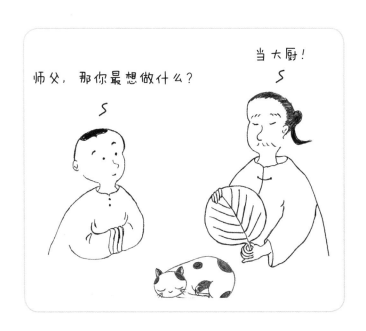

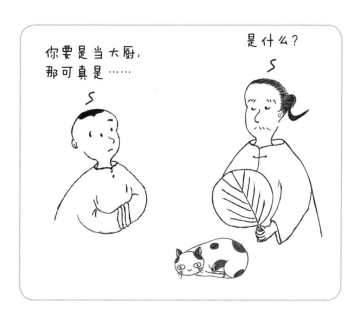

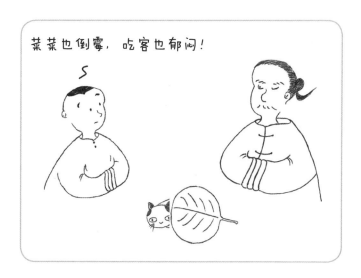

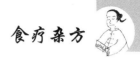

第三个话题，蒲公英治乳痈

乳痈，也就是急性乳腺炎，哺乳期最容易得的毛病，肿胀疼痛不说，关键是很麻烦，吃药不是，不吃药也不是，喂奶都跟上刑一样。

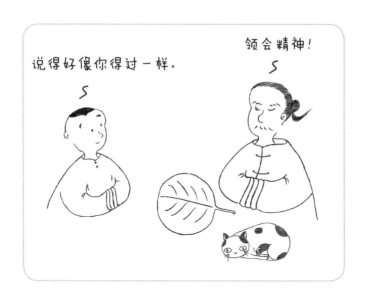

为母不易，做子女的要且行且珍惜；当然啦，当爹的也不容易，一起珍惜吧！天底下最幸福的事莫过于：你已长大，父母未老，能陪你且行且歌！

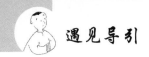
遇见导引

治急性乳腺炎，也是蒲公英最擅长的，《本草纲目》等历代医书赞誉有佳。

《本草正义》中说啦：蒲公英，其性清凉，治一切疗疮、痈疡、红肿热毒诸证，可服可敷，颇有应验。而治乳痈乳疗，红肿坚块，尤为捷效。鲜者捣汁温服，干者煎服，一味亦可治之。

用的时候，鲜蒲公英二两（约60克，1斤16两），根叶茎花皆可用，干品要1两即可。煎汤1碗，食前服，睡一觉病即去。如果是新鲜的蒲公英，同时洗净捣烂敷在乳房红肿处，内外兼用效果更好啦。

再补充个蒲公英茶

蒲公英有个绰号，叫"尿床草"，利尿通淋效果很好，平时家里可以备点干蒲公英，如果遇到上火、尿急尿痛时，可以当茶饮解燃眉之急。

之前说过痛风、尿酸高的朋友也可以时常喝点蒲公英茶，有助于排酸利尿。自己采摘蒲公英的话，在春、夏开花前或刚开花时最好，连根挖取，除净泥土，晒干备用。

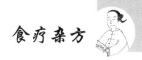

35. 风寒感，风热感，看图整明白

今天重点唠叨风寒感冒和风热感冒。这两种感冒经常是一看就明白，一用就糊涂，自己在家用起药来更是五花八门。

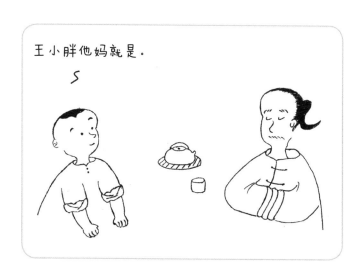

王小胖他妈就是。

感冒了，想快点好，冲剂.
丸药. 消炎药，一起吃。

症状反而越来越重，
拖了俩礼拜才好！

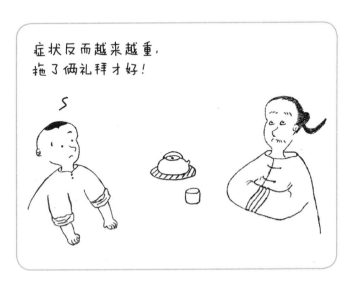

感冒了，忒怕这种乱混着吃药。吃吃这个，吃吃那个，为了好得快，就加量加药，结果最倒霉的是肝肾两兄弟。

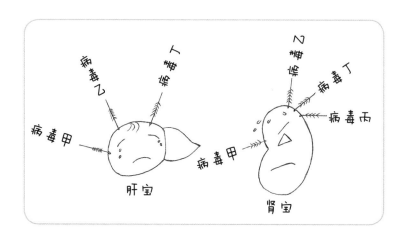

解毒、泄毒的尖刀连受创，小病毒们便乘机而入，疾病由表传里，感冒不仅好得慢，引起其他并发症的机率也加大了。

所以，古中医治感冒，那叫一个讲究，因人因地各不同，是典型的精准医疗。

风热感冒如何疏风解毒，风寒感冒如何辛温解表；伤寒一日用汗法，伤寒四日用吐法，伤寒五日用下法……伤寒七日，病法当小愈。

古中医对症治感冒，有两三付药而愈的效果。但很多时候我们学习中医，欠缺的不是知识，而是智慧，一种和患者共情的智慧。

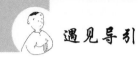

来，先说风热感冒和风寒感冒的共同之处，如下图：

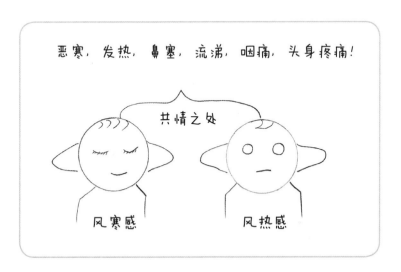

除此之外，两者各有不同症状，画重点啦。

怕冷，发轻热，无汗，流清涕，舌苔白，口不渴。

姐是有性格的人！

风寒感

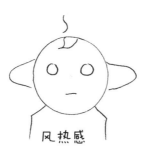

微怕冷，发热重，有汗，流浊涕，舌苔黄，口渴。

哥也是有个性的人！

风热感

很多时候，先是风寒感冒，治的不及时，邪气入里化热，又转变成了风热感冒，低烧变成了高烧，清鼻涕变成了浊鼻涕。

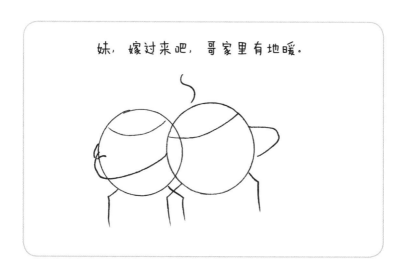

妹，嫁过来吧，哥家里有地暖。

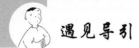

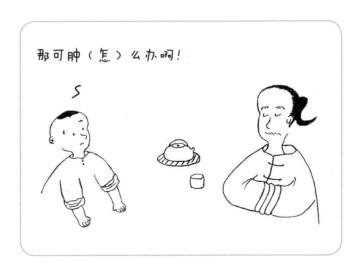

别怕，经方里面有兵法，用药如用兵。

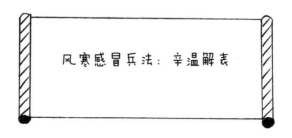

代表方剂：葱豉汤，源于《肘后备急方》。这个《肘后备急方》可了不得，我在后面的八段锦解疑答惑中会讲到。

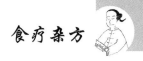

食疗杂方

葱豉汤，实用简单：葱白一虎口（葱白一把，3~7个），豉一升（30克）。上以水三升，煮取一升，顿服取汗。

主治：伤寒初起，头痛身热，脉浮大。

葱白辛温通阳，疏达肌表以散风寒，为主药；辅以淡豆豉，宣散解表。二者合用，在风寒感冒初期，有通阳发汗、解表散寒的作用。服药后，喝碗热粥，可帮助药力驱散风寒。

如果觉得熬药麻烦，可用中成药：感冒清热冲剂、正柴胡饮冲剂、通宣理肺丸等。服药后，同样喝碗热粥，可助药力。

再来说风热感冒。

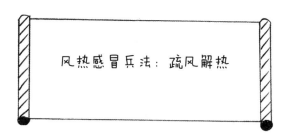

风热感冒兵法：疏风解热

代表方剂：桑菊饮、银翘散。这俩方剂是温病名方，相当于《伤寒论》中第一方"桂枝汤"的地位。熬制起来比较麻烦，药店有现成的哈。

还可选用的中成药有：抗病毒口服液、板蓝根颗粒、银翘解毒片、牛黄解毒片等。

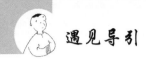

遇见导引

　　还有一种常见的感冒，非寒非热，而是湿邪过重。没错，就是暑湿感冒，盛夏特有的感冒，也叫热伤风：发热重，出汗多，但是还不解热。

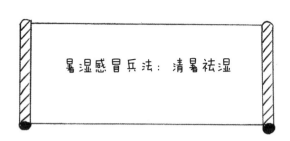

暑湿感冒兵法：清暑祛湿

　　这种感冒主要得把湿邪去了，用什么方法呢？之前介绍的藿香正气水，专治这个邪。

36. 目涩痛、眼疲劳，五款经典小方收了吧

眼干、眼涩、眼疲劳，中招人群奇多，囊括了老中青。花花世界太有意思了，走路、乘车、上电梯，争分夺秒都要看。

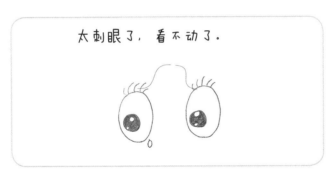

太刺眼了，看不动了。

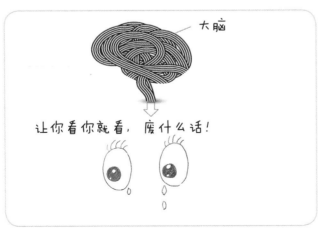

大脑

让你看你就看，废什么话！

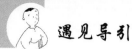

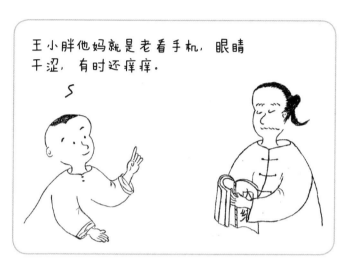

王小胖他妈就是老看手机，眼睛干涩，有时还痒痒。

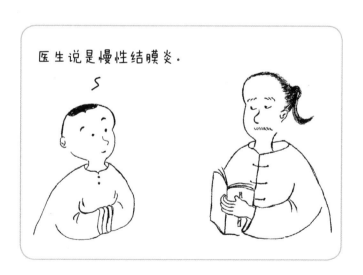

医生说是慢性结膜炎。

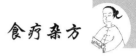

结膜炎只是表证，就结膜论结膜，眼药水只能缓解，不能根除。

因为眼睛可不是俩单独的窟窿眼，和五脏六腑、经络气血都有关系。肝风上扰、心火上亢、脾胃湿热，外邪客于经脉等，都有可能循经上犯于目。所以疗眼疾，得局部和整体一块论治。

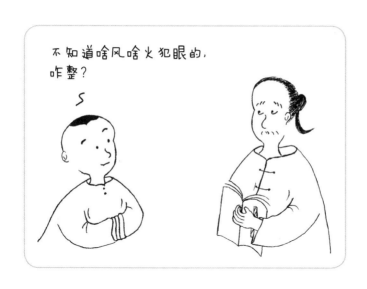

没关系，那些个肝风、心火啥滴，都有表现的症状，给大家介绍几款经典的眼疾小方，有症有方，用的时候对症用方就可以啦。

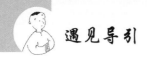

方子一：清脑黄连膏

清脑黄连膏，鼻孔嗅药，治眼疾由热者，出自《衷中参西录》，清代名医张锡纯所著。

方剂用法：黄连（二钱）为细末，香油调如薄糊，常常以鼻闻之，日约二三十次。勿论左右眼患证，应须两鼻孔皆闻。

锡纯先生记载：借鼻窍为快捷方式，以直达于脑。凡眼目红肿之疾，及一切目疾之因热者，莫不随手奏效。

眼疾多由热生，黄连是治疗眼疾的常用药，而且用法很多。清脑黄连膏通过孔窍相通，直达于内，方子简单而且实用。

方子二：蒲公英汤

蒲公英汤，出自《衷中参西录》，我之前专门写过蒲公英，药食同源中的百草英雄。这里又划重点啦，蒲公英是治眼疾的好药。这话可不是我说的，而是锡纯先生原话：

"蒲公英，治眼疾肿疼，或肉遮睛，或赤脉络目，或目睛胀疼，或目疼连脑，或羞明多泪，一切虚火实热之证。"

蒲公英汤方，鲜蒲公英（四两，根叶茎花皆用，花开残者去之），如无鲜者可用干者二两代之（一斤为十六两）。

上一味煎汤两大碗，温服一碗。余一碗趁热熏洗（按目疼连脑者，宜用鲜蒲公英二两，加怀牛膝一两煎汤饮之）。

锡纯先生用此方，屡试皆效，每次用都有效果。蒲公英善于治疮，能消散痈疔毒火，入肝入胃，是清火凉血的要药，所以能医眼疾。

方子三，当归补血汤

当归补血汤，出自《医宗金鉴》。治行经目痛者。女子遇经行之际，眼目涩痛，头疼眩晕，肿涩难开，生翳于黑睛上，用此方。

当归补血汤方：薄荷五分，羌活五分，茺蔚子一钱，柴胡八分，蒺藜一钱，菊花八分，防风八分，甘草四分，生地黄二钱，当归一钱五分，白芍药一钱，川芎八分，研成粗末，以水二盏，煎至一盏，去渣温服。

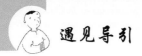
遇见导引

这个方子不仅仅适用于经期目痛，凡视物过多，眼睛酸涩肿胀的，肝经虚损，眼睛总感觉酸酸胀胀、好像揉进了沙子，肿涩难开的，都可以用这个方子。

方子四：补肝散

补肝散，出自《证治准绳》。治肝虚目睛疼，冷泪不止，筋脉痛及羞明怕日。迎风流泪，怕光涩痛的，用这个方子。

补肝散方：夏枯草（五钱），香附子（一两），上为末，每服一钱，腊茶调下。腊茶，就是早春的茶，用这种茶水调和服用。

方子五：熨目法

熨目法，出自《诸病源候论》，我在导引子开篇，眼干眼涩中专门讲过，再圈下重点：

"鸡鸣，以两手相摩令热，以熨目，以指抑目，左右有神光，令目明，不病痛。"

两手搓热，掌心轻捂眼睛，掌心自然的凹陷正好盖在微突的眼睛上，像一床温暖的棉被，不要按压。

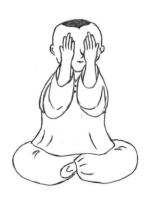

　　两眼自然闭合，上下左右、顺时针、逆时针转动，转动要慢，幅度要大，眼睛内部要有伸拉的感觉。

　　熨目10分钟后，沿着眉毛，由内向外，依次按揉眉头的攒竹穴，眉腰的鱼腰穴，眉梢的丝竹空穴，再轻轻按压下眼睑。

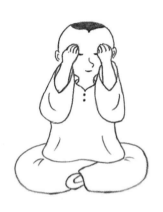

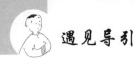

　　做完熨目后，眼角一般会有眼屎排除。这是眼睛内气血周流，经脉畅通，供养改善，排出积聚的代谢产物。这和针灸、用药是一个道理。

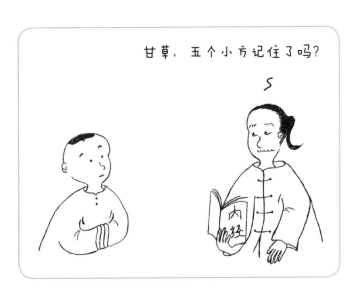

甘草，五个小方记住了吗？

内经

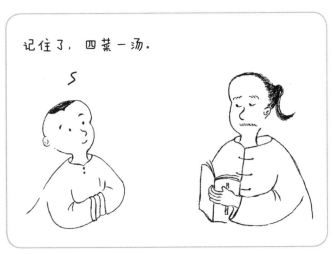

记住了，四菜一汤。

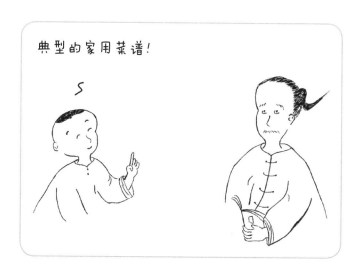

典型的家用菜谱!